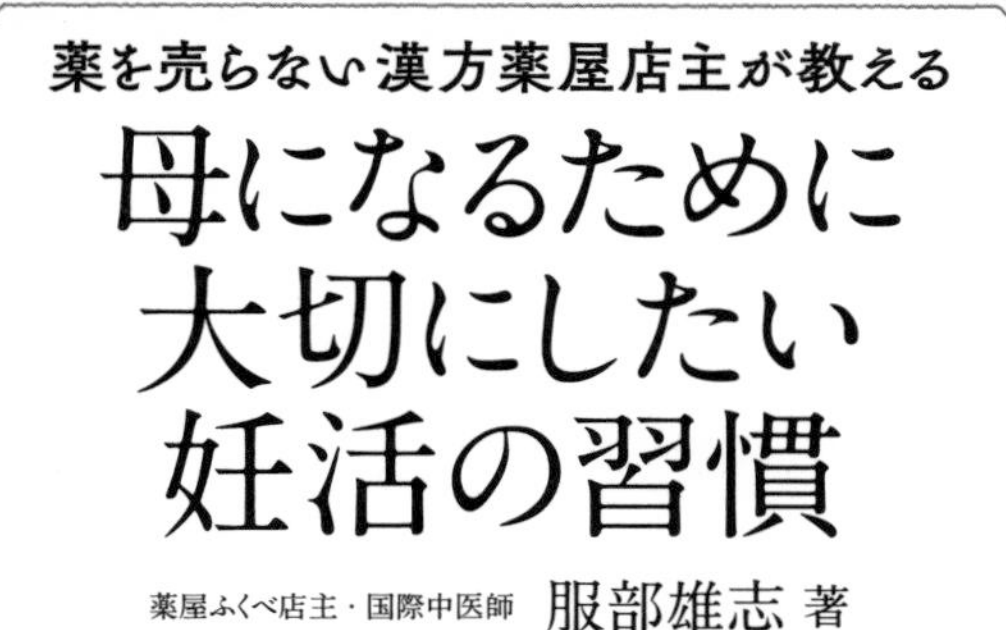

薬を売らない漢方薬屋店主が教える

母になるために大切にしたい妊活の習慣

薬屋ふくべ店主・国際中医師　服部雄志 著

WAVE出版

まえがき――「妊活と不妊治療」の違い、わかりますか？

突然ですが質問です。妊活と不妊治療、目指しているのはどちらも妊娠・出産です。では、この二つに違いはあるのでしょうか？

わたしの考える**不妊治療は**「**受ける**」もの。そして**妊活は**「**始める**」ものです。受動的な行為と能動的な行為というように言い換えてもいいかもしれません。

また違う言い方をすれば、「**不妊治療は誰かが運転する車に乗る行為**」。しかし、「**妊活は自分で車を運転する行為**」です。

申し遅れました。わたしは「薬屋ふくべ」店主・服部雄志（はっとりゆうじ）です。岡山県岡山市で父の代から薬店を営み、もうすぐ半世紀になります。

不妊相談を専門としており、今まで多くのカップルを妊娠と笑顔に導くお手伝いをしてきました。

この本を手に取ってくださったあなたは、おそらく不妊治療をされているのだと思います。また同時にクリニックでの治療が思うようにいかない、あるいは治療にどこか不安を感じているのではないでしょうか。


ご存じのように、**体外受精によって生まれる赤ちゃんは、右肩上がりで年々増加**しており、2018年時点で、およそ16人に1人の割合となっています。

「ニュースを見て不妊治療を急いだ」

「自分の年齢のこともあって体外受精に踏み切った」

そういう方も多いと思います。

しかし、この統計を逆から見ると、16人のうち15人は体外受精未満で生まれているとも言えます。**割合にして、じつに約93%が自然妊娠か人工授精で妊娠・出産にいたっている**のです。

ところで、わたしがなぜ不妊相談に全力を尽くしているのか。それには3つの理由があります。

一つ目は、アトピーやぜん息、不整脈など多くの持病を克服しようと幼いころより数限りない病院に通い、山ほどの薬を飲み、ありったけの塗り薬を塗っても一向に治らなかったという経験。そこから病気や症状によっては、西洋医学だけでは限界があると身をもって知ったことがあります。

二つ目は、そうした持病がもとで壮絶ないじめを受けた経験です。いじめを受けていると声を上げられたらいいのですが、誰にも相談できない「孤独感」は相当なものでした。そして、その孤独感は、妊活中の女性が多かれ少なかれ抱いているものだと思います。わたしは、そうした方たちに少しでも楽になってほしいと思っています。

最後は、わたしのように持病で苦しまない子を産み、育ててほしいという思いです。そうした「スムーズな妊娠と健やかな出産を通して、健康で元気なお子さんの発育に力になれたら」という思いで日々、皆さんの不妊相談に応じています。

そのなかでいつもわたしが感じているのは、「**妊娠するだけの力が不足している**」**方が多い**ということです。

たとえ医療技術で精子と卵子を出会わせて受精卵を作成しても、戻す場所は母体、子宮です。そこに妊娠を継続する力が備わっていなければ、結果はどうなるでしょうか？

精子や卵子の質を高めるのは、医療機関ではなく、あなた達ご夫婦にしかできないことです。そしてこの本は、そのための方法をお伝えする内容になっています。

本書を通じて、「妊娠するカラダづくり」のノウハウをお伝えしたいと思っています。

第1章　「不妊治療」の前にできること
第2章　妊活を始めるための「知識と習慣」
第3章　妊活中の「夫のトリセツ」
第4章　妊娠に向けた「食習慣」
第5章　妊娠した人の「マインドと夫婦仲」
第6章　夫婦で向き合う「男性不妊」

本書に書いてある生活習慣を続けていくことで、気がついたら「妊娠できるカラダ」になっているはずです。

だから心配しないで、大丈夫！　あなたの妊活は必ずうまくいきます。

2021年4月吉日

服部雄志

薬を売らない漢方薬屋店主が教える

母になるために大切にしたい妊活の習慣

目次

第1章

「不妊治療」の前にできること
～まずは身体の状態と生活スタイルをチェックしよう～

「原因不明です」と言われた
夫婦で話し合えていない
セックスができていない
タバコを吸っている
ビールを飲んでいる
料理でまな板を使っていない
毎日コンビニ弁当
タピオカを飲んでいる
コンビニスイーツを食べている

第2章

妊活を始めるための「知識と習慣」

～「ANGELメソッド」を理解して、身体づくりを始めよう～

「添加物」を「自然の物」に
「油を加熱するフライパン」を「土鍋」に
「1日30品目」を「粗食」に
「ヨーグルト」を「お味噌汁」に
「砂糖」を「適塩」に
「ビニール栽培の野菜」を「旬の野菜」に
「部分食」を「全体食」に
「麦茶」を「白湯」に
「外国の食材」を「地元の食材」に
「満腹」を「空腹」に
「一人で悩む」を「第三者に相談」に
「できない理由を探す」を「今できることを始める」に
「シャワーのみ」を「湯船に浸かる」に
「エレベーター」を「階段」に
「ヒール」を「スニーカー」に
「禁欲」を「仲良しセックス」に
「一人スマホ」を「二人の会話」に
「寝不足」を「早寝早起き」に

第3章

妊活中の「夫のトリセツ」

～5つの壁を越える「魔法の言葉がけ」で夫を味方にしよう～

行動の壁

病院での対応で夫が戸惑ったときには

↓

「病院で急に色々言われて困っちゃったね」

まだ見えない命に興味を抱かせるには

↓

「赤ちゃんって見える形の夫婦愛だよね」

病院に一緒に行ってもらうためには

↓

「わたし一人じゃ怖いから」

夫を主体的に行動させるには

↓

「あの〇〇さんが、大好きな食べ物だって雑誌で言ってたよ」

夫を手の平に乗せるには

↓

「こうしてくれたら嬉しいな」

気づきの壁

精液検査の本質を知ってもらうには

↓

「血液の質も精子の質も、見た目じゃわからないよ」

自発的な行動をうながすには

↓

「健康診断の結果で勝負しよ!」

夫のチャレンジを褒めるには

↓

「1日でもできたんだから凄いよ!」

夫に妊活の目的を知ってもらうには

↓

「不妊治療をしたいんじゃなくて、あなたとの子が欲しいだけだよ」

赤ちゃんがいる生活を想像してもらうには

↓

「あなたに似た子だったら最高だよね」

技術の壁

妊活方法に抵抗する夫に寄り添うには

↓

「あなたにはあなたのやり方があるもんね」

甘いムードをつくるには

↓

「初めての旅行のときにつけてた香水だよ」

夫がマスターベーションしやすい環境をつくるには

↓

「ちょっと2時間ほど出てくるね」

夫があなたを求めるようになるには

↓

「赤ちゃんじゃなくて、あなたのためにがんばりたい」

夫の健康の改善が精子の元気につながることを伝えるには

↓

「いつまでも夫婦元気でいたいから」

習慣の壁

完璧じゃない相手を互いに許すには

第4章

妊娠に向けた「食習慣」

～妊娠するために、これだけはやっておきたい～

第5章

妊娠した人の「マインドと夫婦仲」

～子どもを授かることは、大切な命の継承と感じよう～

赤ちゃんができたカップルは、
こんな生活習慣やマインドがあった

妊活食堂®や勉強会には、必ず夫婦で参加する
外食ランチをやめて、夫と自分のお弁当をつくる
弱音に素直で、妊婦さんや子連れの方を意識しない
夫がだんだんと理解してくれたことに感謝する
大丈夫！　と変な自信と確信がある
子どもの名前をよく考えている
SNSの妊活グループを退会する
妊娠のタイムリミットを夫が理解している
夫婦二人で生きていこうとする

第6章

夫婦で向き合う「男性不妊」

~男性も自分の身体について考えよう~

カバー・本文イラスト／生駒さちこ
装丁／加藤愛子（オフィスキントン）
DTP／NOAH
企画・編集協力／遠藤励起

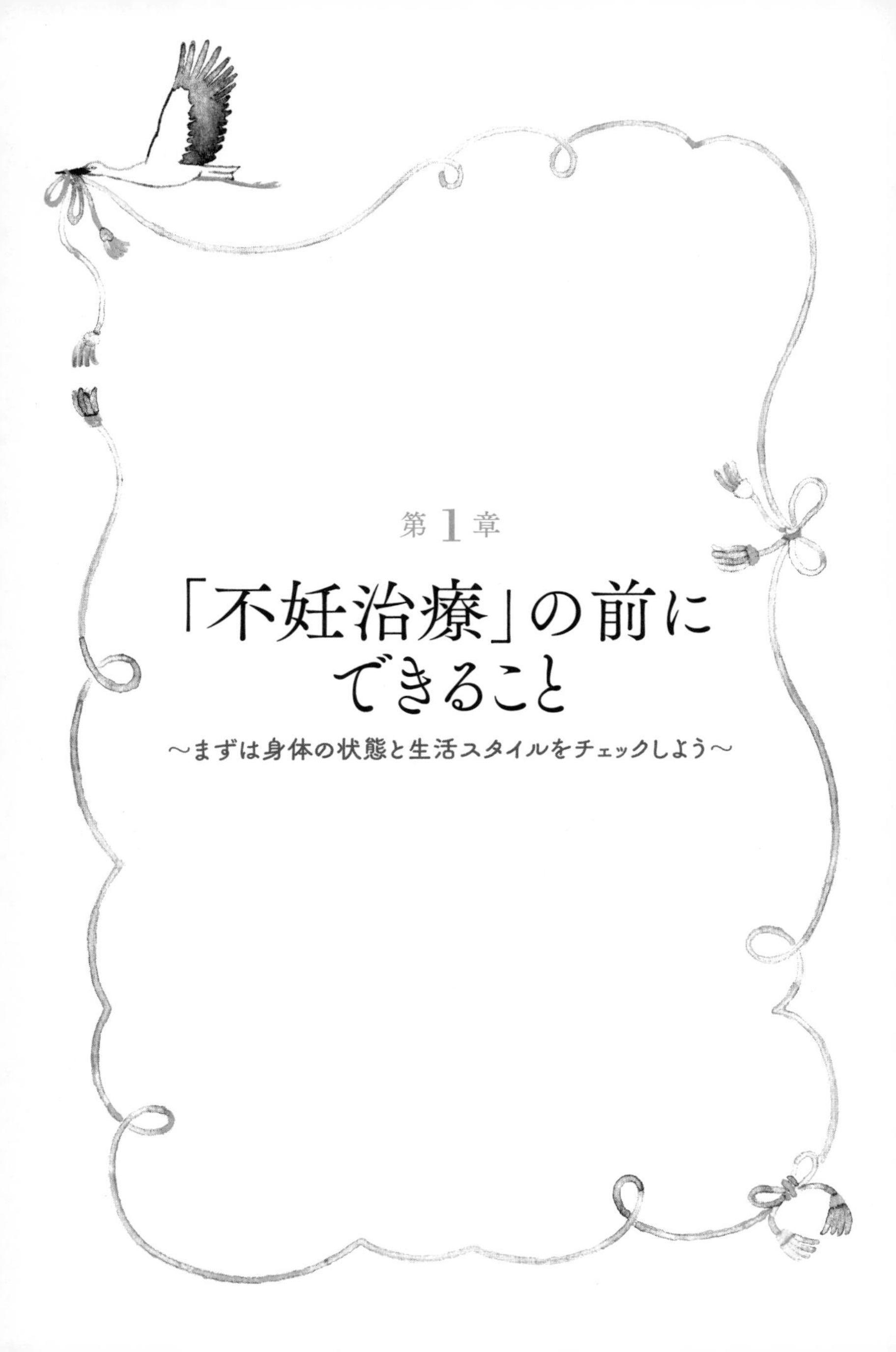

第1章

「不妊治療」の前にできること

～まずは身体の状態と生活スタイルをチェックしよう～

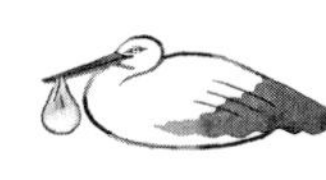

妊娠するために、不妊治療が不要な人がいる!

今、あなたの目的は妊娠だと思います。しかし、もう少し踏み込んで考えてみると、**本当の目的は妊娠ではなく「出産」**ではありませんか?

不妊治療は、あなたを妊娠させるための医療技術です。つまりゴールは妊娠であって、出産ではありません。「不妊治療専門クリニックを卒業」という言い方をするのがその証明ですね。

また、悲しいことに、**「妊娠するけれど流産してしまう」**こともあります。流産は一定の確率で起こる自然現象ですが、流産を繰り返す反復流産や不育症(ふいくしょう)に関しては、原因不明なものも多く、特効薬もありません。

そうした場合、**あなたに「妊娠を継続する力」が備わっていないという視点が必要にな**

りますし、「妊娠を継続する力」を高めるために「妊活」を始める必要があります。つまり妊活は、妊娠、そして本当のゴールである出産を望むすべての人に必要なものです。

しかし、不妊治療は必要な人と、不要な人がいます。

その違いは、病院で「原因がある」と言われたか、そうでないか。


歴史をひも解いてみましょう。世界初の体外受精児は1978年にイギリスで生まれた、ルイーズ・ブラウンさんです。このルイーズさんが、どうして体外受精で生まれたのかというと、お母さんのレズリー・ブラウンさんの卵管に異常があったからです。

卵管に異常がある場合、精子と卵子が出会えませんから、決して自然妊娠することはありません。体外受精をしなければならない、明確な理由がここにあります。


さあ、ここであなたのことを振り返ってみてください。
◆病院で検査を受けた結果、卵管に異常は見つかりましたか？
◆精子をやっつけてしまう抗精子抗体が陽性でしたか？
◆また、パートナーが無精子症やＥＤ（勃起障害）ですか？

これらの質問の答えがすべてNOなら、あなたには不妊治療が不要である可能性が極めて高いです！

排卵障害があっても、ホルモン値に異常があっても、子宮内膜が厚くならなくても、**必要なのは不妊治療ではなく、あなたの身体を整えること。**つまり妊活です。

この章では、不妊治療が不要なケースをシーン別に解説していきます。違う言い方をすれば、**各項目に当てはまることがあるなら、それらを先に解決してから病院に行っても遅くない**ということです。

それでは早速見ていきましょう！

「原因不明です」と言われた

卵管に詰まりがあれば、詰まりを解消する。精液の中に精子が見当たらなければ、精巣から精子を取り出す。つまり、原因がわかれば解決法があります。

しかし、原因がわからないものは、解決法もわかりません。やみくもに人工授精、体外受精へと進めていっても、それは解決法とは呼びません。

☑「『原因不明です』と言われた」なら、自分の健康状態を見つめ直そう

夫婦で話し合えていない

あなたが不妊治療を望んでも、パートナーは望んでいないかもしれません。子宝を望むことと不妊治療を始めることとは、似て非なるものなのです。

多くの男性は女性ほど身体についての知識がないものですし、関心を持っていないことも珍しくありません。月経もありませんから月経周期について詳しく理解していませんし、基礎体温の低温期と高温期の意味などになってくると、もう無知といっても言い過ぎではないでしょう。

加えて、妊娠・出産は女性にしかできないことなので、不妊治療はどうしても女性が先

走ってしまうものです。それは仕方ありません。

しかし、**不妊治療において犯してはいけない最大のミスが、この夫婦間の足並みの乱れ**です。そして足並みが乱れたまま出産を迎えてしまうと、その気持ちの差がワンオペ（ワンオペレーション）育児を招いてしまうのです。

ワンオペ育児は、ワンオペ妊活から既に始まっています。妊活も不妊治療も、夫婦の足並みを揃えて継続することがとても大切です。

また男性は女性と違って妊娠できませんから、「まだ見ぬ命」を想像することが苦手なもの。積極的に会話をして、親心を今から育んでいきましょう。

大切なのは病院に行く前に、夫婦でよく話し合っておくことです。「わたしが欲しいのはあなた（夫）との愛の結晶であって、決して喜んで病院に行くわけではない」というのをハッキリさせておくことが重要です。

☑「夫婦で話し合えていない」なら、まず3分間の対話から始めよう

セックスができていない

セックスの回数が多ければ多いほど、自然妊娠の確率は高まります。そしてそれと同様に、人工授精・体外受精・顕微授精においても、セックスの回数が多いほど妊娠率が高まるという海外での研究もあります。

「絶対に妊娠する期間じゃなかったのに妊娠した」という話を聞いたことがありませんか？

これは「排卵日を決して特定することができない」というのが、その理由です。であるならば、タイミングを意識してセックスの回数が減るくらいなら、あえてタイミングのことは考えずに、単純にセックスの回数を増やしていくという方法が断然有利に働くのです。

セックスは妊娠のためだけでなく、最高のスキンシップなのですね。

☑「セックスができていない」なら、まず触れ合う時間を増やそう

タバコを吸っている

詳しい説明は不要だと思いますが、受動喫煙も含めて、タバコは妊娠率を大きく低下させてしまいます。

もちろん病気のリスクも高まりますから、赤ちゃんにも悪影響です。妊娠してから禁煙するというのでは遅すぎます。

☑「タバコを吸っている」なら、夫婦で禁煙しよう

ビールを飲んでいる

仕事が終わってリラックスしたいとき、お酒を楽しむ日があってもいいと思います。ですが、お酒を分解するために、体内では多くの栄養素が使われます。

身体にとって分解できないアルコールは有害となりますから、当然、精子や卵子などの生殖細胞よりも、アルコール分解のほうが優先順位は高いわけです。

☑「ビールを飲んでいる」なら、休肝日をつくろう

料理でまな板を使っていない

野菜にはあなたの健康を保ち、妊娠体質に近づくための栄養素が豊富に含まれていますので、どのようなカタチであれ毎日口にしたいもの。

ですが近年、スーパーやコンビニでよく売られている「カット野菜」は、工場での加工段階で多くの栄養素が失われてしまっているので、残念な食品になります。

☑「料理でまな板を使っていない」なら、まな板で切った野菜で料理をつくろう

毎日コンビニ弁当

あなたの身体は、あなたが食べた物でつくられています。それを食品添加物や着色料、また塩分や油分たっぷりのコンビニ弁当を毎日のように食べていたのでは、健康な身体はつくりにくくなるでしょう。

妊活は「1足す1を2ではなく、3にしようという行為」です。健康・元気が大切です。

☑「毎日コンビニ弁当」なら、食生活を見直そう

タピオカを飲んでいる

「タピ活」や「タピる」という言葉が出てくるくらいブームになったタピオカ。このタピオカは、キャッサバという芋のデンプンからつくられています。

よく飲まれているタピオカミルクティーのカロリーは意外に高く、ラーメン1杯分に相当します。急激な糖質の摂取は、妊活にとって大きなマイナスになります。

☑「タピオカを飲んでいる」なら、水やお茶に代えよう

コンビニスイーツを食べている

仕事帰りについ寄ってしまうコンビニ。新作スイーツが出ていたり、会社の同僚に美味しいからと勧められたり。しかしスイーツによく使われるトランス脂肪酸は、あなたの妊娠力を大きく損なわせる厄介者です。コンビニスイーツを「気軽に」食べるよりも、しっかりしたケーキ屋さんのケーキを「たまに」食べるようにしましょう。

☑「コンビニスイーツを食べている」なら、高級スイーツをたまに食べよう

豆乳、バナナ、ヨーグルトが大好き

どれもヘルシーで健康的なイメージがある食品だと思いますが、わたしがこれまで相談を受けてきた大半の女性が、この「豆乳、バナナ、ヨーグルト」を朝食に召し上がっていました。つまり、妊活に逆効果の可能性があるということです。

☑「豆乳、バナナ、ヨーグルトが大好き」なら、少しずつ遠ざけよう

うどん、ラーメン、パン、パスタが大好き

男性ですと、うどんやラーメン、女性ならパンやパスタが大好きな方って多いですよね。しかし、これら小麦粉からつくられる食品は、速やかに血糖値を上げてしまう食品になりますので、妊娠力を低下させてしまいます。

また野菜不足にもなりやすいメニューなので、妊活にはダブルパンチです。

☑「うどん、ラーメン、パン、パスタが大好き」なら、主食をお米に代えよう

揚げ物、炒め物が大好き

揚げ物や炒め物は短時間で調理しやすいですし、男性は大好物でリクエストされることも多いと思います。

ですが、油は加熱すると酸化が進み、揚げ物や炒め物を食べることで体内に活性酸素を発生させてしまいます。活性酸素は精子や卵子の質を落とします。

☑「揚げ物、炒め物が大好き」なら、加熱した油を避けよう

電子レンジをよく使う

電子レンジの電磁波が栄養素を壊すかも？　ということではなく（もちろん電磁波が気になる人は使わなければいいですが）、電子レンジで加熱して食べる食品は、どうしても栄養不足になりがちです。レトルト食品、冷凍食品、お取り寄せグルメ……便利ですから利用することがあってもいいですが、使う頻度が高いようなら見直していきましょう。

☑「電子レンジをよく使う」なら、手料理を少しずつ増やしていこう

原材料シールを見ないで食べる

食品の裏側に貼られていることの多い原材料シールには、とても役立つ情報がたくさん記載されています。そこに書かれているのが、台所にない材料であったり、カタカナばか

りであったりする食品は要注意！　添加物だらけの食品であるケースが多いからです。

☑「原材料シールを見ないで食べる」なら、もっと食品に関心を持とう

シャワーだけ

ついシャワーだけで済ませてしまう人がとても多いのは気になります。湯船に浸かると血管が拡がって末端まで血行がよくなり、水圧によってマッサージ効果も得られます。

シャワーより湯船に浸かったほうが、入浴後の体温も高温をキープできます。お風呂は、手軽に妊娠体質に近づくための大切な場所です。

☑「シャワーだけ」なら、湯船にゆっくり浸かろう

ため息が多い

常にポジティブで前向きでいるというのは難しいことです。しかし、あなたの身体は実際にどう思っているかよりも、どう行動しているかに大きく左右されるものです。

フランスの哲学者、アランも『幸福論』の中で、「幸福だから笑うのではない、笑うから幸福なのだ」と語っています。

ため息を聞いて元気になる人はいませんから、口角を上げるようにしたいですね。

☑「ため息が多い」なら、鏡の前で笑顔をつくろう

冷え、肩こり、生理痛がある

冷え、肩こり、生理痛は、病院ではあまり相手にしてくれません。西洋医学は、数値に

表れないものを相手にすることが苦手なのです。

しかし、これら「3つの症状を足せば不妊症がつくられる」といっても過言ではありませんから、鎮痛剤などでごまかさず、生活習慣を見直して、積極的に症状改善に動くべきです。

鎮痛剤を飲まなければいけないほど生理痛がつらいのは、その根本に冷えや血行不良、血液の不足が考えられるので、原因にアプローチすることが大切です。

また痛みや発熱を引き起こすプロスタグランジンには、子宮を収縮させる働きがありますので、放っておいては妊娠力の低下につながってしまいます。

☑「冷え、肩こり、生理痛がある」なら、腹巻きや漢方の利用を考えよう

基礎体温をつけていない

基礎体温をつけたからといって、妊娠力が高まるというわけではありません。しかし基礎体温をつけることは、自分の身体に関心を持つことになりますし、低温期や高温期にそれぞれどういった意味があるかを知るうえでも大切なことです。スマホアプリなども充実しているので、まず始めたい習慣です。

☑「基礎体温をつけていない」なら、婦人体温計を買おう

夫が検査に行かない

不妊には、原因がある場合と、ない場合があります。そしてその原因にも男性のみ、女性のみ、男女両方というケース別に分かれます。

つまり女性だけ検査して、「どうして妊娠しないのか。おかしい」と言ってみたところで、男性側に原因があればどうしようもありません。

妊活に一生懸命取り組んでも、精子に問題があれば自然妊娠は難しいのです。

☑「夫が検査に行かない」なら、「病院の話を一緒に聴いて」と声をかけてみよう

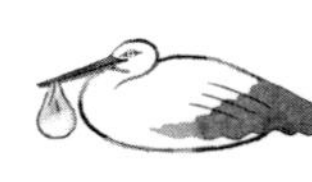

不妊は病気ではなく「状態」。必要なのは「抜け出す」こと

不妊は病気ではありません。ですが、不妊「治療」と言われると、通院し続ければ、いつか「治る」ものという意識がどこかにありませんか？

不妊は「状態」を表す言葉ですので、**本当に必要なのは、その状態からどうすれば「抜け出す」ことができるのか？**です。

もちろん人それぞれ不妊における状態（原因）は違いますので、その状態に応じた抜け出し方というものがあります。

たとえば、女性で言えば基礎体温がガタガタなら、黄体機能不全（高温期が安定しない）が疑われるので、黄体ホルモンをしっかり出せる体質に変えていく必要があります。

血液が不足（検査で貧血と言われなくても、漢方的に診て「血虚」と判断することもあります）しているようなら、血液を増やすことが必要です。

冷えがあるようなら、身体を温める力を高めることが必要ですし、逆に身体を冷やすような飲食物を避けることも必要です。

子宮内膜が厚くならないようなら、食べた物をしっかりと消化・吸収できるように食事を整えること、そして胃腸機能を活発にさせる必要があります。

また男性で言えば、精子数が少ないようなら、造精機能を高める必要がありますし、サウナや長風呂を避けるといった工夫も必要です。

正常形態率が低い（奇形精子が多い）ようなら、禁欲期間をなるべく空けないようにする、精子のＤＮＡを傷つけてしまう活性酸素を発生させないような生活習慣を身につける、活性酸素の害からＤＮＡを守る抗酸化作用を持つ食品を摂るようにする、などが必要になってきます。

それぞれのより詳しい改善法などは後述しますが、基本的な考え方として「**不妊治療とは言葉ばかりで、本来の『治療』という意味を持たない**」ということは覚えておいてください（卵管因子の不妊や重度の男性不妊など、医療技術を要する場合はこの限りではありません）。

わたしの言う妊活は、「**不妊状態から抜け出す生活習慣や生活術を、夫婦で身につけて継続すること**」です。

さらに妊活は、病院での不妊治療と同時並行的に進めることができますし、体外受精から人工授精にするなどステップダウンを可能にしたり、そもそも不妊治療をやめることで子宝を授かったりすることができます。

不妊治療では、あなたの不妊状態を治すことはできません。一日でも早く、あなたの体質に合った妊活をすることで、不妊状態から抜け出しましょう。

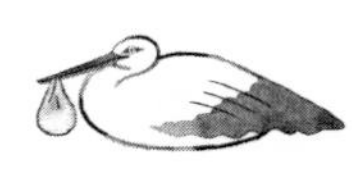

病院で行われる3つの不妊治療

排卵日を推測してセックスする時期の助言をもらうタイミング法を別として、**病院で行われる不妊治療は人工授精、体外受精、そして顕微授精が基本**となります。これらの不妊治療は何をしているかというと、精子と卵子の距離をどんどん近づけていく行為と言えます。

通常、精子は膣で放出されるわけですが、「**人工授精**」は、**精液を採取してそれを洗浄・濃縮し、子宮内へ注入**します。

子宮内で直接放出するのですから、精子と卵子の距離は若干、短くなります。近づけるわけです。その後、受精にいたるまでの流れは自然妊娠とまったく同様です。

この人工授精を数回繰り返し、また年齢によっては人工授精を省き、妊娠にいたらなければ体外受精へとステップアップします。

次に「体外受精」です。**体外受精は、卵巣から卵子**（**通常は卵巣を刺激して複数個の卵子を採卵します**）**を取り出して、その上に直接精子を振りかける方法**です。

受精するかどうかは自然の力によりますが、精子は卵子のところまで泳いでいく必要がほぼなくなりますので、精子に元気がなくても受精する確率は高まります。結婚が決まったわけではないけれど、候補となる人に出会えるお見合いをお膳立てするようなものですね。

最後に「顕微授精」です。卵巣から卵子を取り出すところまでは体外受精と同じですが、**顕微授精は、取り出した卵子に、細いガラス針を使ってひとつの精子を注入する方法**です。直接注入するのですから、精子と卵子の距離はゼロです。究極に近づけるわけですね。とはいえ、すべてが受精卵として胚盤胞（はいばんほう）（着床する直前の段階）まで発育するわけではありませんし、何度も顕微授精を繰り返しても受精卵を凍結する段階までいたらないという人もいます。

こうして人工授精・体外受精・顕微授精を見てみると、精子と卵子がどんどん近づいていく様子がよくわかると思います。

つまり精子数が少なかったり、運動率が悪かったりしたときには、これらの不妊治療がその真価を発揮します。

しかし精子も元気でセックスもできる、卵管も通っているのなら、わざわざ不妊治療を受ける必要性がありません。もし排卵障害など女性側に原因があるようでしたら、まずはそちらを整えることが先決です。

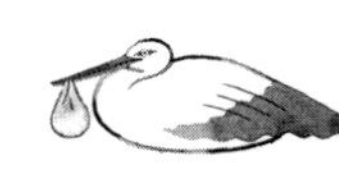

不妊治療で健康・元気は取り戻せない

イメージしてみてください。不妊治療を続けることで、あなたの身体がどんどん元気になる様子を。どうでしょうか。少し想像しにくいことはありませんでしたか？

わたしは、「病院帰りでスッキリした顔」をしている患者さんとお会いしたことがありません。「通院が楽しみ」と言う患者さんを見たことがありません。

それは、病院は「できることなら行きたくない場所」であるし、不妊治療は「できることなりしたくない行為」だからだと思います。

実際に排卵誘発剤を飲み続けて、ついには月経が止まってしまったり、卵巣刺激で卵巣過剰刺激症候群（ＯＨＳＳ）を起こして、不妊治療どころではなくなったりして、ご相談に来られる方は決して珍しくありません。

不妊治療という言葉から、治療を続ければ症状が改善する、そしていつかは妊娠することができるというイメージを持たれる方がいらっしゃいます。

ところが治療前より治療後のほうが、より体調が悪化したり、多大なストレスを抱え込んだりする人が多いことも事実です。

つまり、**不妊治療をすることと、あなたの健康・元気を取り戻すことは別**なのです。そして健やかな妊娠・出産のためには、夫婦の健康・元気が必須条件ですし、その必須条件をクリアするには、日常生活を見直すことが基本になってきます。

わたしが今までお手伝いしてきたカップルは、妊娠するよりも前に、「**体調が良くなってきた**」と異口同音に必ず言われます。

たとえば、

「肩こりがなくなった」

「口内炎ができなくなった」

「朝すっきりと起きられるようになった」

「冷えが改善された」

「鎮痛剤を飲まなくなった」

などです。

他にも、

「チョコレートやケーキでなく、甘栗や焼き芋の天然の甘みで満足できるようになった」

「油っこいものを食べるとお腹がゆるくなって、今までよく食べられていたなと思います」

など、食の好みそのものが変わってしまう人も大勢いらっしゃいます。


わたし達の身体はすべて繋がっていて、精子や卵子だけの質（グレード）に着目し、底上げしようとしてもそれは無理なのです。

逆に、心身の健康が整えば、それは精子や卵子の質を高めることになります。遠回りのように思えても、生殖とは関係のない行為に思えても、日常生活の見直し、改善を行えば、あなたの妊娠力は必ず高まります。

もちろん妊娠・出産のあとは育児が始まります。そのときにハツラツとした毎日を過ごせるように、今から体調を整えておきましょう。この本で身につけた生活術は一生の宝物になるはずです。

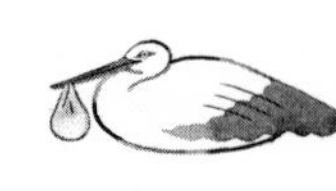

精子力も卵子力も医療技術では高まらない

人類最高の知識を総動員しても、植物の種1粒つくることはできません。命を生み出す技術はないのです。それは植物だけでなく、動物や人間でも同じことです。

精子と卵子を医療技術で近づけることができたとしても、出会わせることができたとしても、受精卵の質は、精子と卵子がそれぞれ持っているエネルギーにかかっているのです。

顕微授精をしても受精卵ができないこともあります。受精卵を凍結することができても、何度も移植を繰り返す人もいます。また着床・妊娠はするけれども、流産を繰り返してしまう人もいます。それはなぜでしょうか?

一言で言えば、「**生命力が不足している**」からです。

命のことに絶対はありませんが、生命力というものは必ずあります。ところが、それは数値化することができないので目には見えません。

しかし精子の力と卵子の力を合わせたものが受精卵の力であり、精子の力を高めるためには男性の生命力、卵子の力を高めるためには女性の生命力を高める必要があります。

朝、目が覚めたときから疲れている。まだ寝ていたい。肩が重い。仕事ではストレスでいっぱいになり、昼食はファストフードで簡単に済ませる。

さらに家に帰っても疲れすぎて、何かをする気が起きない。夕食はコンビニで買ってきたお弁当を食べて、お風呂はシャワーで済ませ、唯一のお楽しみであるコンビニスイーツを食べて、スマホで動画を見ながらベッドに倒れ込む……。

こうした生活で生命力が高まるでしょうか？

あなたの身体が健康・元気になっていくでしょうか？

今、例に挙げたような生活は決してオーバーなものではなく、現代人が共通して繰り返している日常です。

また逆に、自分なりの健康習慣を続けている人もいると思いますが、その健康習慣が自分に合っていないがゆえに、生命力を落としてしまっているケースもよくあることです。

たとえ生殖医療がなくても、大飢饉があっても、戦争があっても、これまでの歴史で人類は繁栄し、増え続けてきました。それは、どのような困難に遭遇しても個人個人の生命力があったから、命を繋ぐ力があったからです。

つまり、妊娠するために本当に大切な事は、日々の生活習慣の中で生命力を高めること、生命力を落とすような行為を極力避けることなのです。

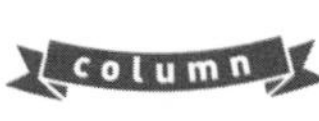

不妊治療が必要な人、不要な人がわかるチェックシート

病院での不妊治療を行わず、妊活だけで妊娠を目指す場合でも最低限の検査は必要になります。

女性は、卵管の疎通性（通っているか）を調べるための「子宮卵管造影検査（HSG）」、男性は、「精液検査」をすることがファーストステップです。

この2つに問題がなければ自然妊娠できる可能性は高く、まずは年齢に関係なく3か月は身体づくりに取り組むことです。

逆に不妊治療が必要な人は、

①無精子症や精子無力症など重度の男性不妊

②抗精子抗体陽性

③卵管の癒着

などの診断結果が出た方です。
これら3つの項目すべて、あるいはどれかに当てはまるようでしたら自然妊娠は困難ですので、迷うことなく信頼できる不妊治療を専門としているクリニックを受診してください。

その他にも不妊の原因となり得るものは多数あります。

☑多囊胞（たのうほう）性卵巣症候群（PCOS）
☑子宮内膜症
☑月経不順
☑子宮内膜が厚くならない
☑早期卵巣機能不全
☑低AMH
☑排卵障害
☑着床障害
☑子宮内細菌叢のバランスが悪い

☑不育症
☑黄体機能不全
☑高プロラクチン血症
☑奇形精子症
☑乏精子症

など、挙げればきりがないほどです。もちろんこれらの改善に服薬や医療技術でアプローチすることもできます。

しかし根本的な解決法がない場合や原因不明なものも多く、一度症状が良くなっても、再度悪化してしまうこともあります。

病院での不妊治療は、時と場合に応じて利用するという認識で、夫婦の身体を健康・元気に近づける妊活は常に継続するようにしてください。

また、病院では年齢や抗ミュラー管ホルモン（AMH）の値を引き合いに人工授精から体外受精へというような、不妊治療のステップアップを勧められることがあります。

しかし、病院の検査で何も問題がないのであれば、自信を持って妊活に取り組んでください。

「誕生したときに既に体内に存在している卵子が、その後の生活習慣で左右されることはない」

というのが一般的な西洋医学のものの見方ですが、ＡＭＨの値は適切な生活習慣、つまり妊活で回復することは珍しくありません。

不妊治療は、生命を生み出す魔法の技術ではなく、不妊の原因となっている障害を乗り越えるための技術です。

あなたに本当に不妊治療・生殖補助医療という医療技術が必要なのか、この章をじっくり読んで判断するようにしてください。

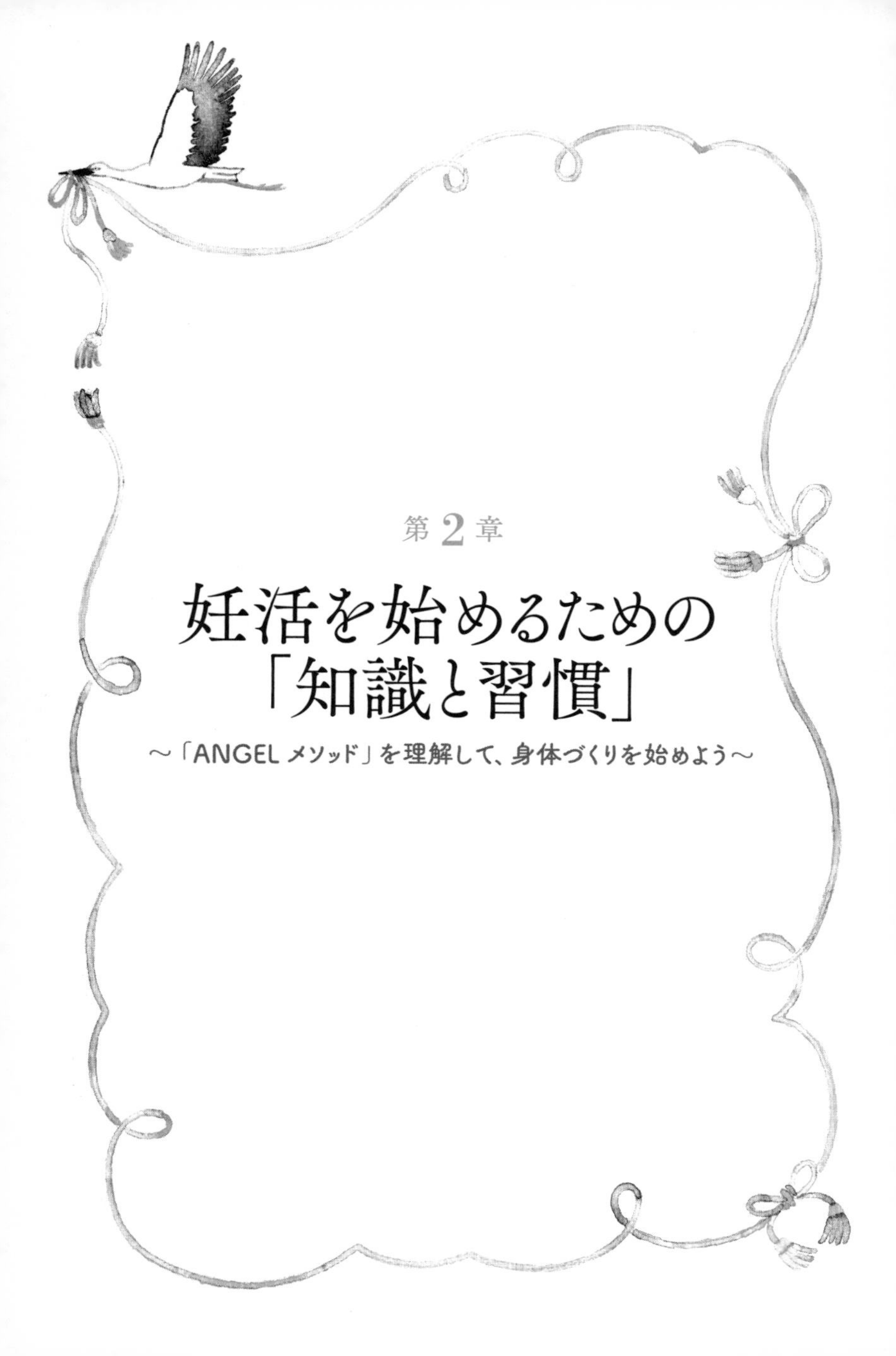

第2章

妊活を始めるための「知識と習慣」

～「ANGELメソッド」を理解して、身体づくりを始めよう～

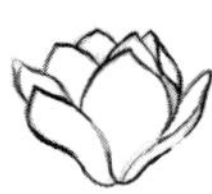

妊娠するために乗り越える5つの壁

あなたは結婚して間もない新婚さんでしょうか？　妊活を1年から2年続けている妊活さん？　不妊治療を始めるかどうか迷っているクリニックデビュー待ちさん？　それとも何年も病院に通っている不妊治療のベテランさんでしょうか？

このように、一口に「妊活」といっても、年齢や置かれている状況、そして身体の状態は十人十色。知識の量も違いますし、病院にかかる前と後では不妊治療に対するイメージも違います。

実際に病院の窓口で請求された金額に驚いたという方は大勢いらっしゃいますから、そうした経験を持っているかどうかで、今後の不妊治療について夫婦間の考え方の違いも出てくるでしょう。

つまり、今あなたが置かれている状況や状態によって、選択したい行動オプションは違ってきて当然ということです。

ですから、**自分が妊活のどこでつまずいているのかを知ることは、とっても大切**なのです。せっかく宝の地図を持っていても、現在地がわからなければ目的地にたどり着くことはできませんからね。

そうした意味で、わたしは「**妊活のスタートから、ひとつの目的である妊娠まで**」に**乗り越えるべき5つの壁がある**ことをお伝えしています。

これら5つの壁を見ていくことにより、自分がどの壁にぶつかっているのかが、ハッキリと見えてくるのです。順番に説明していきます。

その① 知識の壁　妊娠のメカニズムを知る

自分の身体や健康状態について今まであまり振り返ってこなかった、気にしていなかったという人は珍しくありません。

頭痛や生理痛くらいは皆が持っているものであって、鎮痛剤を飲んだり、ときには同僚にもらったり。冷えるオフィス内ではカイロや靴下の重ね履きで対処する。

そうして結婚したけれど、なかなか子宝に恵まれず、産婦人科を受診。そういえば病院に来たのっていつ以来だったかな？　というようなケースです。

たまに月経不順になることはあったかもしれないけど、それがどうして起こっているのか考えたこともなかったかもしれませんね。

低温期や高温期が何を意味しているのか？　生理があるってことは排卵してるってこと？　排卵日のセックスが一番妊娠しやすいんだっけ？　など、よく考えてみると知らないことだらけではありませんか？　それが男性ともなると、女性の身体について、もう絶望的に何も知らないのが一般的です。

「色々と当てはまることがある……」

そんなあなたは、「知識の壁」にぶつかっています。**まずは、男性と女性の身体の仕組みを理解して、妊娠の成り立ちをざっくりと勉強しましょう。**

不妊治療に詳しくなってもあまり意味はありませんが、身体に対しての知識を手に入れることは、身体の取扱説明書を手に入れることに等しいのです。

知識の壁を乗り越えたとき、あなたは自分の身体を健康にコントロールできるだけのマニュアルを手にしていることでしょう。

その② 行動の壁 ピッタリの妊活習慣を見つける

妊活本やネットからしっかり情報は仕入れているので、不妊治療や妊活に関する知識は持っている。けれど入ってくる情報が多すぎて、どれが本当に自分の身体に合っているのかわからない……本当に全部信用できる情報なのかな？

夫は同僚に勧められたサプリや、自分で買ってきたプロテインを飲んでいるし……。そういえば女性は冷やしちゃいけないというけど、男性は冷やしたほうが良いと聞くから、夫が好きなビールは好きなだけ飲ませてもいいのかな？　というようなケースです。

情報や知識はあるけれど、それを本当に信用していいのかわからない。そして選択肢が多すぎて、実際にはまだ行動に移せていない。

そんなあなたは、「行動の壁」にぶつかっています。現実に変化を起こすためには行動に移さなければいけませんが、間違った努力ほど残念なことはないものです。

良かれと思ってやっていたことが、じつは逆効果だったという人を、わたしは大勢見てきました。

そのような失敗を避けるために、まずは**あなたにピッタリの妊活習慣を見つけることから始めましょう。**そして目指す方向が決まったら、あとは行動あるのみです。行動の壁を乗り越えたとき、あなたは自信を持って日々を過ごすことができているでしょう。

その③ 気づきの壁　体調変化に気づき妊活を楽しむ

不妊治療を始めてから妊娠の成り立ちがよくわかってきた。精子と卵子が出会って受精することは大変なことだし、受精卵となってからも順調に細胞分裂して、そのうえ着床するなんて本当に奇跡的なこと。

そういえば薬の名前にも詳しくなってきた。卵胞ホルモンと黄体ホルモンだなんてよくわかっていなかったのに。病院によっても色々な違いがあって、ネットにはたくさんのレビューが書かれている。

あと、夫はちゃんと生活習慣を改善してくれているのかな？　不妊治療は女性のカラダやココロに大きな負担がかかるもの。
注射だって痛いのにガマンしてるのは夫との子どもが欲しいから。それなのに今日も残業、明日は飲み会って、なんか不公平じゃない？　というようなケースです。

不妊治療を始めることで必然的に知識は入ってきますし、病院から伝えられるスケジュールに従って行動もしなければなりません。どこかレールに乗せられている感じもしてしまいます。パートナーの体調も気になりますが、今は自分のことで精一杯でしょう。

そんなあなたは、「気づきの壁」にぶつかっています。本来なら妊活は愛するパートナーと二人三脚で行うものです。

ところが不妊治療を始めると病院から提案される検査を受け続け、タイミング法で授からなければ人工授精、それでも授からなければ体外受精と次々に提案されてしまいます。

不妊治療でココロもカラダも一杯いっぱいなときは、自分のことを考えることに精一杯で、パートナーのことを見る余裕も気遣う時間もありません。しかし、それでは二人三脚の妊活とは言えませんね。

理想的な妊活は、自分たちにピッタリ合った妊活習慣を続けるうえで、お互いの体調変化に気づき合うこと。妊活習慣といっても、それはそもそもあなた達夫婦を健康・元気に導く生活習慣ですから、嬉しい変化や喜ばしい実感があって当然です。

そしてここが不妊治療と圧倒的に違うところです。続ければ続けるほどに良い変化が表れて元気になって、パートナーにも認められて、褒められる。

気づきの壁を乗り越えたとき、あなたはパートナーと共に行う妊活を心から楽しめるようになっているでしょう。

その④ 技術の壁　不妊治療でできることを知る

基礎体温を測って排卵日を予測し、妊娠しやすい期間にタイミングを持つ。でも夫にお願いしたら、その日に限って「飲み会が……」とか、「疲れたから……」とか。

あんまりうるさく言いたくないし、プレッシャーをかけたくないけど月に一度のチャンスなのに。

ついには、「一人ではできるけど、セックスはもう無理」なんてあまりにも失礼じゃない？というようなケースです。

これら「ＥＤ（勃起不全）」や、近年よく耳にする「タイミングＥＤ（セックスをしなければならない日だけ精神的ストレスからＥＤを起こす）」また、「妻にだけＥＤ（マスターベーションはできるがセックスができない）」などに加えて、絶対的な体外受精の適応（重度の男性不妊や両側の卵管閉塞）の場合、あなたは「技術の壁」にぶつかっています。

できることなら自然妊娠を望んでいる人が多いことは確かですが、妊娠・出産には厳格なタイムリミットがあります。理想を追いかけて結果を得られないのでは本末転倒です。

せっかく高度な生殖補助医療を受けられる時代なのですから、**病院で行う不妊治療が功を奏する場合は、積極的に利用しましょう。**

もちろん不妊治療に踏み切る場合でも、妊活は継続しておいたほうが妊娠率は高まります。そこは忘れないようにしてくださいね。

技術の壁を乗り越えたとき、あなたは病院に頼るべき場合とそうでない場合の区別をハッキリとつけられるようになっているでしょう。

その⑤ 習慣の壁 夫婦だけの生活に感謝を注ぐ

赤ちゃんに会いたい一心で不妊治療に突っ走ってきたけど、夫は「いてもいなくてもいい」というスタンスだし、わたしも本当に赤ちゃんが欲しいのかよくわからなくなってきた。こんな二人で赤ちゃんをしっかり愛して育てられるのかな？

生理がくるたびに落ち込んで、でもまた前を向いてがんばろうとしているのに、「もう不妊治療をやめてもいいんじゃない？」とか、「気分を切り替えて旅行でも行こう」とか、わたしのことを考えてくれているんだろうけど、それなら不妊治療にもっと積極的になってくれてもいいじゃない……というようなケースです。

これまでの壁を振り返らず不妊治療だけをしていると、最終的に夫婦間の足並みの乱れはかなり大きな差となっていることも多いものです。

あなたが重ねてきた努力は何も間違っていませんが、パートナーとの気持ちの差やすれ違いを感じているようなら、「習慣の壁」にぶつかっています。

大前提として不妊治療は命を生み出す技術ではありませんから、不妊治療を受けた人がいつか全員赤ちゃんに会えるというものではないのです。

そういう意味では、どこかで授からないという可能性も考えておくことが必要です。そして、そもそも授からないことがダメなわけでも、失敗なわけでもありません。愛するパートナーとの愛の結晶を授かり、育みたいというその気持ちと姿勢が尊いものなのです。

ですから、**赤ちゃんに会いたいという気持ちや不妊治療という行為は、常に相手の瞳と心を通して見つめるようにしてください。**

赤ちゃんを授かろうが、そうでなかろうが、パートナーは変わらずあなたの最愛の家族なのです。今は赤ちゃんのいない夫婦だけの生活に感謝をしていく、注いでいくという行為を通して、温かい家庭での時間を過ごしてください。

習慣の壁を乗り越えたとき、あなたは家族の本当の意味を知り、心から安心して赤ちゃんを迎えることができるでしょう。

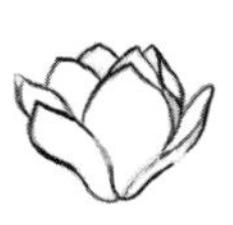

「ANGEL（エンジェル）メソッド」で、つまずいている場所がわかる

わたしが提唱している妊娠体質に近づいていくための方法、それが「ANGEL（エンジェル）メソッド」です。

このメソッドですが、

Activation：活性化させる
Nutrition：栄養素
Gene：遺伝子
Energy：気、気力
Laughter：笑い

これら5つの英単語の頭文字を取ってANGELとなっています。

壁		ANGEL	
知識の壁	にぶつかったら→	Activation	：細胞を活性化させる
行動の壁	にぶつかったら→	Nutrition	：栄養素を知り、摂取する
気づきの壁	にぶつかったら→	Gene	：遺伝子を守る
技術の壁	にぶつかったら→	Energy	：気、気力を巡らせる
習慣の壁	にぶつかったら→	Laughter	：笑いの気持ちを忘れない

この5つの単語が何を意味しているかというと、前出の5つの壁を乗り越える方法に対応しているのです。壁の乗り越え方と言ってもいいでしょう。

たとえば「**知識の壁**」にぶつかっていると判断したあなたは、その知識不足によってご自身の身体、とりわけ生殖細胞が元気を失っていることが考えられます。

そのときに必要なのが、**細胞を活性化**（Activation）させるということです。

もちろん個人それぞれの生活習慣は違いますし、ときと場合に応じて活性化法も変わってきますので詳しい活性化法は後述しますが、5つの壁の乗り越え方がANGELそれぞれの単語に対応しているということを覚えておいてください。

以下、概要を説明しておきます。

まず「**行動の壁**」にぶつかっていると判断したあなたは、やっておいたほうがいい生活習慣や摂取したほうがいいサプリなど、知識や情報は持っているのだけど、その取り入れ方がよくわからず、結果的に行動を起こすにいたっていないことが考えられます。

そのときに必要なのが、あなたにピッタリ合った**栄養素**（Nutrition）を知り、摂取するということです。

人が生きていくために必要な栄養素は共通していますが、あなたがどういう生活を送っているかによって不足しがちな栄養素というのは変わってきます。たとえば貧血ぎみでも、その理由がビタミン不足かミネラル不足かでは、対応が違ってきて当然ですよね。

次に「**気づきの壁**」にぶつかっていると判断したあなた。

この壁にぶつかっている人はすでに不妊治療に踏み切っている場合が多いのですが、そのため服薬をしていたり、注射をしていたりするため大きなストレスを抱えているケースが多く、そのストレスが原因でパートナーの変化に気づけないことがあります。

こんなとき必要なのが、**遺伝子**（Ｇｅｎｅ）を守るという視点です。

大きなストレスを感じたとき、人はどうしても甘い物やお酒など、あまり健康に良くないものを欲してしまいます。ジャンクフードやタバコという人もいるでしょう。ところがそうした物でストレスを発散するクセをつけていては、遺伝子レベルで傷がついてしまいます。

特に男性の精子は、一度傷ついたら修復することができないと言われていますので、遺伝子を守る行為を継続することが重要です。

そうして遺伝子を大切にする生活を続けることで健康状態はみるみる良くなり、外見上にも好ましい変化が表れてきますので、その部分をお互いに気づき合うことです。

すると「妊活＝子宝を授かるためにするもの」という意識自体が薄らいでいき、夫婦でより良くなっていく生活が楽しくなります。

そして「**技術の壁**」にぶつかっていると判断したあなたは、タイミングを上手にとることや、セックス自体が難しいという問題を抱えているはずです。

ここで必要になってくるのが、**気力**（Energy）です。病院に行ったり、不妊治療を受けたりする行為は、とにかく気力を消耗します。

通院のために職場で理由を告げるのも気を遣います。同僚に仕事を頼まなければならないため気を配る必要もあります。

東洋医学では、この「気」というものをとても重視していて、「気」は血液を流す、身体を温める、病気から身を守るなどの働きがあると考えています。

そんな大切な存在の「気」ですが、もちろん有限のものなので、「遣ったり」「配ったり」

ばかりしていては早々に尽きてしまいます。

つまり「気」をつくることや、滞らないように巡らせることが大切です。そうすることで、不妊治療で気が滅入ることがあっても、継続できるだけのしなやかさが出てきます。

心の回復力（レジリエンス）が強化されると言い換えてもいいでしょう。


最後が「**習慣の壁**」です。何事も習慣化してしまえば楽なのですが、習慣化するまでが大変ですよね。

ここで必要なのが**笑い**（Laughter）です。そもそも人間は楽しいと思えることしか続けられないもの。ところが不妊治療は楽しいわけがありません。

だからこそ不妊治療と妊活は分けて考えなければいけませんし、楽しく妊活を続けるためには笑いが不可欠となってくるわけです。

また前述したように、「人は幸福だから笑うのではなく、笑うから幸福なのだ」ですから、実際にどう感じているかよりも、どう行動しているかが、精神に多大な影響を及ぼしているわけです。

「楽しくもないのにヘラヘラ笑っていられない！」

というお気持ちもわかりますが、不機嫌はとんでもないスピードで感染してしまうものです。パートナーがしかめっ面をしていては、不機嫌の連鎖が止まりません。

もちろんショックを受けたときや悲しいときなどは、その感情を受けとめることも大切です。負の感情だからといって受け取り拒否をしていては、いつまで経っても心の隅っこにのさばってしまいます。

ですから、しっかりと受け止めたあとは引きずることなく、ちゃんと区切りをつけたいものです。

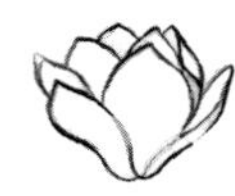

「このサプリ、なんとなく良さそう」で選ぶと失敗する

現代はサプリ天国です。あらゆる物が販売されていますし、その目的もさまざまです。「妊活に良い」と言われている物に限っても、全部を飲むなんて種類が多すぎて不可能です。

またドラッグストアだけでなく、通信販売やインターネットでも気軽に買える・試せるのでついつい手を出してしまいますよね。

ですが、サプリを選ぶ基準をちゃんと持っていますか？

きちんと調べてみると、謳い文句である成分が入っていなかったり、不足していたりする商品もあります。しかしそれならまだ可愛いほうで、妊活どころか避妊に働くような成分が含まれている物すら平気で販売されています。

また海外から輸入してきたサプリも多いのですが、人種によって消化吸収の能力は違いますし、不足しがちな栄養素もまちまちです。

そもそもファッションについては「自分に合う・合わない」を吟味するのに、健康状態に重大なインパクトを与えるサプリ（飲食物）は他人の体験談やなんとなく、で選ぶのはおかしいと思いませんか？

そして、もっとも注意しなければならないのが、**「摂らないよりは、摂ったほうがいいだろう」という勘違い**です。

ビタミンにしてもミネラルにしても不足はいけませんが、過剰もよくないのです。カロリーの摂り過ぎでしたら体重が増えるくらいで済みますが、ビタミンやミネラルの過剰症を軽く見てはいけません。国によってはある種の栄養素の「摂り過ぎの害」を警告している場合もあり、サプリを摂取するときは慎重になるべきなのです。

本来、サプリメントは不自然なものです。たとえば、ビタミンAと言えばニンジンを思い浮かべる人も多いと思いますが、ニンジンには他のビタミンも食物繊維も含まれています。ビタミンA単体で自然界に存在しているわけではありません。

また妊活で有名な亜鉛は、セックスミネラルという別名もありますが、この亜鉛は牡蠣に豊富に含まれています。もちろん牡蠣はそれ自体がひとつの生命ですから、亜鉛以外にも多くの栄養素を持っています。ニンジンも同様です。

だからこそ、牡蠣やニンジンをたくさん食べても過剰症を起こすことはありません。ところがビタミンAや亜鉛をサプリという形で摂取すると、すぐに極端で不自然な量になりますので、そこには当然リスクが潜むことになります。

サプリを摂取するときは、自分に合った物を選ぶことを始めとして、内容や中身をきちんと吟味すること、何か疑問が出たときには、すぐにつながる問い合わせ窓口があること、さらにあなた専属で対応してくれるスタッフをつけてくれること、などを最低条件として選ぶとよいでしょう。

口に入れる物を選ぶのに、妥協してはいけません。サプリメントは忙しい現代人にとって心強い味方となり得るものですが、選び方を誤ると味方ではなく敵にすらなってしまうリスクが潜んでいるのです。

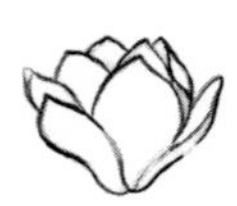

やめたい習慣、始めたい習慣がある

「決断」という言葉があります。今では何か新しいことを始めるときに使う場合も多いと思いますが、この言葉の本来の意味は、「**断つ**」ことを「**決める**」です。つまり「**何かをやめる**」ことを「**決める**」言葉とも言えますね。

かつては食糧不足によって病気になったり、怪我の治りが遅かったりした時代がありました。というより、むしろそんな歴史のほうがずっと長かったわけです。

しかしこの数十年、先進国では食糧事情が良くなり、飢餓などよりメタボが問題視されるようになってきました。こうなってくると話は別です。

昔のように「体調不良＝食糧（栄養）不足」という方程式は成り立たなくなり、現代では多くの場合において「**体調不良＝食糧過多・微量栄養素不足**」に移り変わってしまったのです。

そこで重要なのが決断、つまり何かをやめるという視点ですが、現代では健康習慣を始めようとしたとき、真っ先に思い浮かべるのがサプリメントの摂取だと思います。しかしサプリメントとは、その名の通り栄養補助食品ですから、何か不足を補うものなのです。

この場合、あなたの健康を増進するために必要なのが栄養の補助ではなく、余分なものを排泄することだったらどうでしょうか？　まずは胃腸を空っぽにして、消化吸収機能を休ませてあげることだったとしたらどうでしょうか？

一番わかりやすいのがダイエット（減量）かもしれません。ダイエットのためのサプリも数多く出回っています。それらを飲み始めてみようか、あるいはヨガやジョギングを始めてみようかと考える人もたくさんいるでしょう。

しかしダイエットに効果てきめんで、最初に手をつけるべきなのは……そう、おわかりですね？「余分に食べるのをやめること」です。

個人差があるとはいえ、妊娠・出産には厳格なタイムリミットが存在します。妊娠体質にいち早く近づき、目標を達成するためには、「**やめるべきことをやめて**」「**始めるべきことを始める**」、その順番が重要です。

この章では、対立する項目を挙げることによって、「目標への最速最短を目指すにはどのようなことに気をつけて生活習慣を整えていけばよいのか」を解説していきます。それでは早速見ていきましょう！

「不妊治療」を「妊活」に

何度でも繰り返しますが、「不妊治療」と「妊活」はまったくの別物です。「不妊治療」は病院で受けるものに対して、**「妊活」は病院以外で自ら始める**ものです。

「不妊治療」を否定するわけではありませんし、必要となるケースも多々あります。そのケースに当てはまる人は積極的に「不妊治療」を受けるべきです。

ただ「不妊治療」であなたが元気になることはありません。しかし妊娠を継続し、健やかに出産し、心穏やかに育児をするためには、あなたの元気が必要です。

つまり**「不妊治療」が必要かどうかに関わらず、「妊活」は子宝を望むすべての人に必要**なものなのです。

「不妊治療を繰り返しているのに、どうして授からないんだろう……」

「病院でちゃんと管理してもらっているのに、出産にいたらない……」

そのような場合は「不妊治療」ではなく、「妊活」にちゃんと取り組めているか、今一度あなたの生活を振り返ってみてください。

「冷やす」を「温める」に

女性の身体は冷やさないほうがいい、ということは常識になってきました。ところがランチのときには氷水が運ばれてくるし、カフェでテイクアウトするのもアイスオレ。帰宅してから温めようと思っていたけど、シャワーの後にはアイスクリーム。これでは身体が温まるヒマがありません。やはりまずは身体を冷やすのをやめることです。

「体温より低い温度の飲食物を口にしたら、妊娠が一日遠のく」というイメージを持ってちょうどいいくらいです。なるべく体温より高い温度の飲食物を口にしましょう。

「陰性の食品」を「陽性の食品」に

漢方の世界には、「陰」と「陽」というモノサシがあります。理論としては大変複雑なので詳しくは割愛しますが、妊活において知っておきたいのは、**「陰性」の食品は身体を冷やし、「陽性」の食品は身体を温める働きがあるということです。**

氷水と白湯（さゆ）なら単純に温度が違うので陰陽がわかりやすいと思います。しかしトマトとニンジン、あるいはバナナとイチゴなどは、どちらが陰性食品かおわかりになりますか？

正解は、どちらも前者が陰性になります。

普段から**「陰性の食品を避けて、なるべく陽性の食品を摂取するよう心がける」**ことが、妊娠体質に近づく秘訣と言えるでしょう。

「カタカナ食」を「ひらがな食」に

「コーンポタージュ」と「おみそしる」では、食べた後のお皿はどちらが汚れているでしょうか？「ステーキ」と「やきざかな」では、どちらの油汚れがひどいでしょうか？

こうして「カタカナ食」と「ひらがな食」を比べてみると、**「ひらがな食」のほうが身**

体により優しく、我々日本人の体質に合っていることがわかります。

同じように、「パン」より「おこめ」。「コーヒー」より「おちゃ」。「パスタ」より「うどん」。「ラーメン」より「そば」。

これは、**「洋食」を避けて、「和食」を続けるとも言えるでしょう。**体内に溜まった汚れは基本的に食物繊維によって掃除しますが、**「洋食」よりも「和食」のほうが汚れにくいし、食物繊維も豊富**になります。

おのずと便通も良くなりますから、「和食」なら「和式」トイレでも平気ですが、「洋食」だと便秘ぎみになって時間が長くかかるので、「洋式」トイレが必要になるわけです。

たまに「カタカナ食」の日があってもいいと思いますが、それが毎日にならないように気をつけて、**「ひらがな食」の日を多くする**ようにしたいものです。

「添加物」を「自然の物」に

「添加物」は日持ちを長くしたり、食中毒を防いだりなどメリットがあることも事実です。

しかし、長期摂取や複合的に摂取したときの害など不明瞭なところも多いので、なるべく避けるに越したことはありません。

やはり「自然の物」が一番ですが、便利になりすぎた現代では、この「自然の物」を見つける感覚が鈍っている人が多いのです。たとえば、梅干しなどは元々が保存食なので、伝統的な方法で漬けられた梅干しなら常温保存で何年経っても食べられます。

ところがスーパーに並んでいる「添加物」を使用した梅干しは、冷蔵コーナーに並べられており、賞味期限まで設定されています。この不自然さに気づけなくなっているのが現代人なのです。

食品を購入するときには、きちんと原材料表示を見るようにして、完全でなくとも、なるべく「自然の物」に近い食品を選ぶようにしましょう。

「油を加熱するフライパン」を「土鍋」に

油は加熱すると酸化します。その酸化した油を食べると体内で活性酸素が発生してしま

い、これが遺伝子を傷つけることにつながります。

フライパンを使っても油を使わない調理法もあるでしょうが、そもそもの調理器具を「土鍋」にしてみてはいかがでしょうか？「日本昔ばなし」のイメージです。

「土鍋」料理は「炊く」や「煮る」ことがメインになりますから、「揚げる」や「炒める」ことを自然に避けられるようになります。使用する食材も、肉類よりも野菜類が増えることにもなるでしょう。

「妊活のために何を食べたらいいんだろう？」と細かく考えるより、「フライパン」から「土鍋」にするだけで多くのメリットがあります。

「1日30品目」を「粗食」に

いつの頃からか、「1日30品目」食べることが健康づくりの基本と思われるようになりました。確かに病院でも、「バランスよく食べてください」と言われることも多いですね。

しかし、食事の「そもそも」を考えたときに「1日30品目」はおかしな点が2つあることに気がつきます。

ひとつ目のおかしな点は、そんなに色々な物が食べられるのは現代ならではです。一昔前は夏なら夏野菜、冬なら冬野菜、魚も釣れない日は食べられない、というのが当たり前だったのです。それでも日本人は増え続けてきました。

そしてふたつ目のおかしな点は、「30品目なら何でもいいのか」というところです。品数だけなら七味唐辛子を振りかければ7品目クリア――ですね。でもそれがバランスの良い食事と呼べるか、はなはだ疑問です。

そろそろ「1日30品目」を無理やり目指すより、「粗食」を始めましょう。ここで言う「粗食」とは、決して「**粗末な食事**」ではなく「**シンプルな食事**」という意味です。

具体的な例を挙げると、コンビニで買ったおにぎりの原材料表示にはたくさんの表記が並んでいますが、家庭で握ったおにぎりなら、「米・塩」以上！　ですよね。シンプルにつくられたものを食べるだけで、身体は余計な負担から解放されるのです。

「ヨーグルト」を「お味噌汁」に

朝食に「ヨーグルト」を食べている人も多いですが、「ヨーグルト」にはパン、コーヒー、ハムエッグが似合うように、どうしても洋食に偏ってしまいます。すると必然的に動物性脂肪や陰性食品が増えてきます。

また乳酸菌の摂取を意識して「ヨーグルト」を食べている人もいると思いますが、**日本人の体質により合っているのは動物性の発酵食品よりも、植物性の発酵食品、つまりお味噌です。**

朝食に「お味噌汁」を食べるようにすれば、大豆由来の必須アミノ酸であるトリプトファンが摂取できます。このトリプトファンは、セロトニンというホルモンの原料で、セロトニンはやがてメラトニンに変わり、心地よい睡眠を招いて卵子のアンチエイジングにも役立ちます。

クリニックでメラトニンのサプリメントを推奨されることもあると思いますが、それよりまずは朝食の「お味噌汁」を習慣にしましょう。

「砂糖」を「適塩」に

「砂糖」は身体を冷やす陰性食品で、「塩」は身体を温める陽性食品になりますが、健康ブームの中「塩」は高血圧の犯人扱いをされています。

しかし「敵に塩を送る」という故事成語からもわかるように、「塩」は本来、生きていくために必要なミネラルの摂取源であり、不必要なのは「砂糖」のほうなのです。

だからといって「塩」も摂りすぎてはいけませんし、精製塩はほとんどが塩化ナトリウムなので、それらの摂取は注意が必要です。

少々高価にはなりますが、**各種ミネラルを天然のバランスそのままに含んだ「自然塩」を選び、さまざまな食品に隠れている「砂糖」**を避けるようにしましょう。

「ビニール栽培の野菜」を「旬の野菜」に

食べたい物を食べたいときに食べられるのは便利だし幸せなことですが、不自然なことでもあります。その不自然を可能にしているのが、「ビニール栽培の野菜」というわけですが、本来育つはずである季節の「旬の野菜」と比べると、どうしても栄養不足になってしまいます。これは人でも同じことが言えますが、栄養不足は病気を招きます。病気になると薬が必要になりますよね。つまり**野菜も旬を外すと、栄養不足で農薬が必要**ということになってきます。

ところで、「旬の野菜」を覚えるのは大変と思われるかもしれません。しかし旬ということは、自然で手間がそれほどかからないわけですから、**スーパーで安く大量に並んでいるのが「旬の野菜」**と覚えておけばいいでしょう。

「部分食」を「全体食」に

その生命を丸ごといただくのが「全体食」という考え方。生命全体を食べることによって偏りなく、まんべんなく栄養素を摂取できます。野菜で言えば、大根やニンジンも葉っぱまで食べてこそ「全体食」です。

ですから、肉食はどうしても「部分食」になって栄養の偏りが出てきます。魚も大型のものになると、頭から尻尾まで食べられず「部分食」になりますよね。

そういう意味で、ある種のサプリは究極の「部分食」です。ハマったときの切れ味は確かに鋭いですが、使い方を誤るとリスクを背負うことになってしまいます。

「麦茶」を「白湯」に

夏と言えば「麦茶」を思い浮かべる方も多いのではないでしょうか。それもそのはず、**「麦茶」は身体を冷やす効果**に優れているのです。

そのため真夏日や猛暑日などに飲むのは構いませんが、一年中、しかも冷蔵庫に入れてある麦茶を飲むのは避けていただきたいもの。

ここで「白湯」習慣を始めてみましょう。白湯は熱した水ではなく、沸騰させた水をさらに煮詰めたものです。

白湯を飲むと、胃腸を健やかにして便通を整える効果もあるとされています。一度つくった「白湯」は冷めてしまっても構いません。

白湯の起源はインドの伝統医学「アーユルヴェーダ」と言われており、それによると人間は水・火・風という3つの要素で構成されていると考えています。つまり水に火をかけ、沸騰させることで風のエネルギーを取り入れた白湯は、3つの要素を全て含むものになり、その人に足りない部分を補うことができるのです。

妊活に効果があると言われる高価なお茶やミネラルウォーターをネットで定期購入するより、自宅で「白湯」を沸かし、毎朝パートナーと一緒に飲んでくださいね。

「外国の食材」を「地元の食材」に

もちろん「外国の食材」には、それなりの利点や魅力を持つものも多いと思います。しかし原理原則で言えば、日本人は日本にできるものだけを食べて繁栄してきました。

ずっとさかのぼれば、日本国内どころか自分が生活する20㎞四方ほど、つまり「地元の食材」だけで生き延びてきたのではないでしょうか。

仏教には**「身土不二（しんどふじ）」という考え方があります。これは「住んでいる土地と自分の身体は切っても切り離せない間柄」**のような意味です。

つまり、**「住んでいる土地にできる食べ物を口にするのが自然なことですよ、それで十分健康に生きていけますよ」**ということです。

また「外国の食材」を日本に運んでくるには大きな環境負荷がかかりますし、輸送期間を考えると防腐剤なども不可欠になります。食材でオシャレを楽しむのは外食のときくらいにして、普段は「地元の食材」を摂るようにしたいですね。

「満腹」を「空腹」に

肥満が排卵障害を招くことはよく知られていますし、妊娠中のリスクも高まります。もちろん男性の肥満も男性ホルモンであるテストステロンが低下して、精子数の減少を招きます。**妊活中は特に「満腹」を避けること**が大切です。

逆に「空腹」は、長寿遺伝子とも呼ばれるサーチュイン遺伝子のスイッチをオンにすると言われ、このことにより細胞内のエネルギー源、ミトコンドリアが増えます。**ミトコンドリアが増えれば、精子・卵子共に受精や妊娠に有利に働く**ので、まさに良いことだらけと言えます。

「一人で悩む」を「第三者に相談」に

子宝を望んで、なかなか望み通りにいかないときは誰でも悩みます。ですが一人で悩んでいても心は晴れませんし、徐々に疑心暗鬼になってきます。

スマホでネットを見ていても目につくのは他人の妊娠報告ばかり。じゃあ夫婦で話し合えばいいのかといえば、そこには男女間での「知識の壁」や「気づきの壁」が立ちはだかっていることも多いものです。

二人きりで話し合ってもお互いが感情論になってしまい、会話が途中でストップしてしまうようなケースをたくさん見てきました。

そこで大切なのが**「第三者に相談」を始める**ことです。もちろんこの第三者は不妊に関する知識をある程度持っていて、あなたのことを否定せず、秘密を厳守してくれる人でないといけません。

悩みを「話す」ことは、悩みを「放す」ことに通じています。カウンセリングと聞けば大げさなようですが、今現在の悩みや自分が思っていることを第三者に話すことによって冷静になれたり、思考が整理されたりするものです。

身近にそういう第三者がいないようであれば、病院で相談してみるのもいいでしょう。決して一人だけ、あるいは家庭内だけで解決しようとしないようにしましょう。

「できない理由を探す」を「今できることを始める」に

運動をしたほうがいいのはわかっているけど、雨が降っているから、暑いから、寒いから、日に焼けるから、運動できる場所がないから……と、「できない理由」はいくらでも出てきます。

でもそれはあなたの意思が弱いわけでも、決意が足りないからでもありません。「前提」が少し違うだけ。**何かを始めるためには、前提をちょっとだけ変えてあげればいいんです。**

雨が降っているからこそ、室内でできる運動をやる。暑いからこそ、空調の整ったジムに行ってみる。寒いからこそ、基礎代謝が上がっている今が運動のチャンス。日に焼けるからこそ、オシャレなトレーニングウェアに身を包んで走り出す。運動できる場所がないからこそ、休みの日には夫婦で日帰り旅行を兼ねて自然のある場所に遠出をしてみる。

やる気なんて出さなくても、やり始めることはできるんです。

「シャワーのみ」を「湯船に浸かる」に

「シャワー」でも「湯船」に浸かっても、身体の汚れを落とすという意味では同じかもしれません。

ですが「湯船」に浸かることによって、温熱効果で血行は促進されて疲労が軽減されますし、入浴後の体温も高温を持続しやすくなります。また浮力効果が得られて全身の関節や筋肉がゆるみ、リラックスできます。

お気に入りの入浴剤で色や香りを楽しむのも良いでしょう。少し窮屈かもしれませんが、パートナーと一緒に入浴するのも「気づきの壁」を打破するのに役立ちます。

「シャワー」だけでは得られないメリットを「湯船」はたくさん持っています。

「エレベーター」を「階段」に

「エレベーター」の歴史は詳しくありませんが、おそらく「階段」を登りたくないという思いから生まれたのではないでしょうか。それはつまり「階段」を登るのがしんどい＝運動ということですよね。

普段から運動をする時間をとるのが難しい場合もあると思います。そんなときこそ重力に逆らって登る「階段」効果を利用しましょう。特に「**ふくらはぎ**」**の筋肉を強化することは血行促進にとても役立つ**ので、「階段を見つけた！　ラッキー！」と思えるようになれば、あなたは既に妊娠体質に一歩近づいていますよ。

「ヒール」を「スニーカー」に

「ヒール」は不安定なので、「スニーカー」に比べて転倒のリスクが高いと言えます。またせっかくの「階段」を見つけたときに、「ヒール」よりも「スニーカー」を履いていたほうが、登ろうかという気になりやすいはずです。

禁煙するために、タバコや灰皿を片づけるのが効果的なように、**行動を変えるためには、まず具体的な何かを変える**ことが大切です。

「禁欲」を「仲良しセックス」に

男性の妊活で一番手っ取り早く、確実に効果的なのが「禁欲」をやめることです。精子は毎日つくられているので、禁欲期間は短ければ短いほどフレッシュな精子が射精されることを知っておいてください。

女性側が頻繁なセックスに負担を感じるようでしたら、マスターベーションでも構いませんので、とにかく「溜めない」ようにすることです。

射精の間隔が短いと見た目の精液量は減ってしまいますが、減っているのは精漿（せいしょう）という液体部分ですので精子に問題はありません。

そして**赤ちゃんのためというのではなく、夫婦仲睦まじく「仲良し」をするというイメージでセックスをすることです。**タイミングなどを意識しすぎず、ニュートラルな気持ちで自然に「仲良し」していくことが理想的ですね。

「一人スマホ」を「二人の会話」に

夜のリラックスタイムに「一人スマホ」が習慣になっている現代人が多いようです。動画を見たり、スマホゲームに夢中になったりすることが悪いとは言いません。でも我が子が来る日も来る日も「一人スマホ」に没頭していたら、あなたは親としてどういう思いを抱きますか？「もう少し会話したい」そんなふうに思うのではないでしょうか？　夫婦間でも同様です。親しき仲にも礼儀あり。やはり**二人でいるときは「二人の会話」に時間を割きたい**ものです。まして子どもは親の背中を見て育つもの。授かる前から生活を正しておいても、早すぎることはありません。

「寝不足」を「早寝早起き」に

後の章で詳しくお話ししますが、「**男性が睡眠不足だと、女性の妊娠率が低下する**」とした研究データがあります。やはり昔から言われている通り、「早寝早起き」が良いわけですが、その理由のひとつに「**血液は寝ているあいだにつくられる**」という考え方があります。

女性はひとたび妊娠すると、胎盤という臓器を新しくつくると同時に、多くの血液を胎盤に届けなければいけません。必要量の血液が都合できなければ赤ちゃんは栄養不足になりますし、最悪の場合、流産してしまう可能性すらあります。

単純なようで意外に大事な睡眠。夫婦で「寝不足」を避けて、5分でも10分でもいいので「早寝早起き」を続けましょう。

「カイロ」を「温灸」に

「カイロ」は、皮ふの表面を温めるのに適していて、**炭火を用いる「温灸」は、遠赤外線効果で身体の深部を温めるのに適しています。**

即時的な防寒という意味で言えば「カイロ」が役立ちますが、妊活を行ううえで、「温灸」

を始めてみてはいかがでしょうか。

たとえるなら「カイロ」はシャワーで、「温灸」は湯船です。お風呂上がりにどれだけ身体がぬくもっているかというと「温灸（湯船）」ですよね。

また「カイロ」は、皮ふの表面に血液を集めてしまい、深部血液が不足するという事態を招いてしまうこともあります。それでは深部にある子宮が冷えることにつながってしまうので注意が必要です。

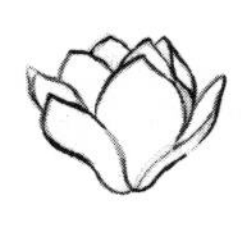

妊娠は、夫をその気にさせたら9割うまくいく

やめたい習慣と始めたい習慣があることはご理解いただけたと思います。まずは始めやすそうなものから選んで、早速スタートしてみてください。

続けるうちに、きっとあなたの身体が元気になってくるのを体感できます。そう、あなたの身体が、です。

自分一人だけの身体づくりなら、あなた一人が健康習慣を続ければいいことですが、妊活ではそうはいきません。

受精卵は精子と卵子から成り立つもの。いくらあなたが100点満点の卵子を育て上げたとしても、極端な話、精子が0点なら受精卵になった時点で50点にしかなりません。これでは妊娠・出産は望めません。

そして、自分の身体への関心や健康意識などは、一般的に言って女性のほうが高いものです。

日本では男性より女性のほうが平均寿命は長いのですが、じつは世界的に見ても同様の傾向がありますので、やはり女性の健康意識は高いと言えるでしょう。

しかし違った見方をするならば、**女性の「健康の伸びしろ」は少なく、男性の「健康の伸びしろ」は大きいとも言えます。**

つまり、**女性が精一杯がんばるよりも、男性をうまく「その気にさせて」、ちょっとだ**

けがんばってもらえたら、受精卵の質も一気に高まるということです。

不妊を男女どちらかのせいにしても意味はありませんし、妊娠するために男女どちらか一方ががんばればいいというわけでもありません。

とはいえ、妊活をより効率よく進めるという部分においては、男性をいかに上手に「その気にさせる」かが、キーポイントになります。

そこで次章では、なぜ世の中の男性は「妊活」に消極的なのか？　また、どうすれば男性が自ら前向きに「妊活」に取り組むようになるのか？　を軸に解説していきます。

妊娠は、男性をその気にさせたら9割うまくいきます。そしてそのために必要なのが「夫のトリセツ」です。ワクワクする気持ち、パートナーを手の平に乗せる準備が整ったら、ページをめくってください。

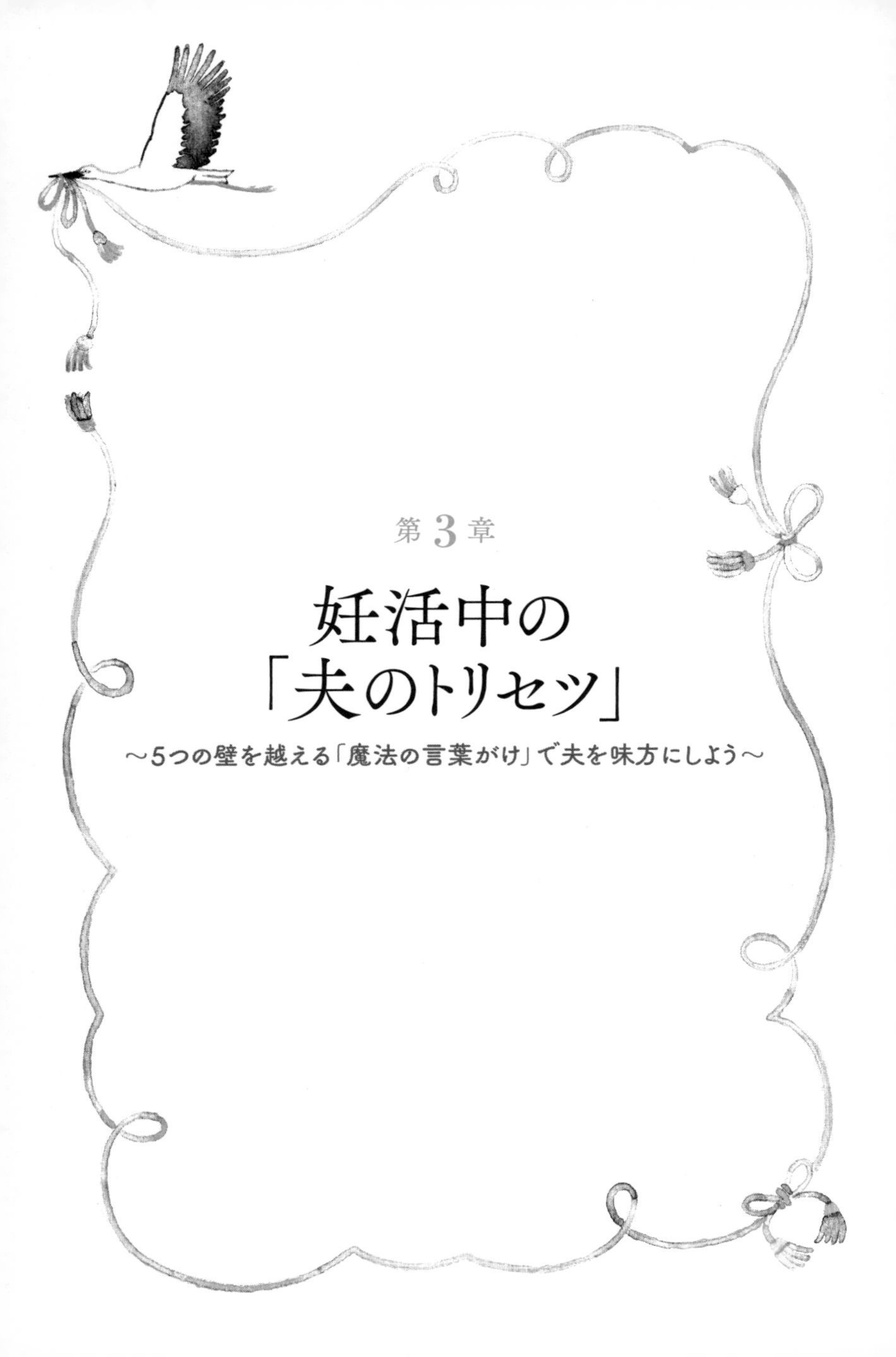

第3章

妊活中の「夫のトリセツ」

～5つの壁を越える「魔法の言葉がけ」で夫を味方にしよう～

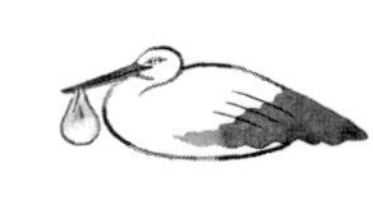

なぜ、夫への「言葉がけ」が、あなたを救うのか？

男性だけでも、女性だけでも子宝を授かることはできません。ですから、不妊治療にしても妊活にしても夫婦間で足並みを揃えて、やはり二人三脚で行っていくのが基本ですし、もっとも大切なことだと言えます。

ところが男性は、一般的に妊娠・出産に関する知識が乏しく、さらに妊娠・出産は女性にしか経験できないことなので、妊活はどうしても女性主導になりがちです。これが不妊治療ともなると、検査も病院に行く回数も女性のほうが圧倒的に多くなります。

こうしたことがもとになり、妊活や不妊治療の期間が長くなればなるほど、夫婦間の足並みは乱れやすくなります。

そしていつの間にか女性主導ではなく、「**独走状態**」になってしまいます。この状態が、わたしが言うところの、「**ワンオペ**（ワンオペレーション）**妊活**」です。
もちろん妊娠・出産という目的が果たせたら、プロセスや手段は問わないという人もいると思います。しかし「ワンオペ妊活」では、出産までに男性の父性や、親としての自覚を育むチャンスが極端に少ないので、将来の「ワンオペ育児」につながってしまうケースが多々あります。それはあなたも望むところではないはずです。

また、あなたの「子どもが欲しい」という思いは絶対的に正しく、純粋で、普遍的なものです。言うなれば「正論」なのです。
ですが**男性は、「正論」によって「論破」されることを嫌います。**なので、ここを認識することなく、「子どもが欲しい」という言葉や思いを伝え続けていると、やがて男性の協力を得られなくなってしまうでしょう。

そこで「**夫のトリセツ**（**取扱説明書**）」です。
男性には男性ならではの知識不足や、女性とは違った独特の考え方、思考回路とでも呼ぶべきものがあります。

こうした部分を事前にあなたがしっかりと把握しておき、**ぶつかっている壁に応じて「魔法の言葉がけ」を駆使して妊活を継続するのです。**そうすることで、男性を自然と妊活のステージに上げることができ、二人三脚で妊活に取り組むことができるようになります。

あなたが「魔法の言葉がけ」を使うたびに、男性の知識不足を補えるだけでなく、親になる覚悟も備わってくることでしょう。もちろん、男性が親になったあとの不安感を払しょくするのにも役立ちます。

この章では、5つの壁ごとに「魔法の言葉がけ」を数例ずつ挙げていきます。そのまま伝えてもいいですし、あなたなりにアレンジしてもいいでしょう。

大切なのは、言い回しと、言葉がけの目的です。

男性という生き物は、いくつになっても身近な女性に褒められたい、認められたいと願うもの。あなたの「魔法」にかけられるのを一番望んでいるのは、じつはあなたの夫なのですよ。

知識の壁

◆「女性の身体は大変」だと伝えるには

↓

「月に一度、お尻から出血したら面倒だよね」

言葉がけの目的 自分の意思でどうにもならない身体のメカニズムをイメージしてもらう

当たり前ですが、男性には月経がありません。そのため、「どうにもならない生理現象」を経験したことがないのです。あるとしたら夢精ですが、毎月あるものではないですし、経験したことがないという男性もいます。

つまり「自分の身体は自分の意思でどうにでもなる」という思い込みがあります。女性の月経事情も煩わしさもイメージできていないのです。

そこで「**大変さ**」や「**生理現象**」**をイメージさせる表現が必要**になります。寝ている間に、鼻血が止まらなくなる、あるいはいつのまにかお尻から出血している……これは多くの男性にとって、衝撃的な出来事のはずです。

◆夫に「妊娠成立の仕組み」を知ってもらうには

↓

「わたしも初めて知ったんだけど」

言葉がけの目的 自分も知らなかったことにして、夫のプライドを守ってあげる

男性は、頼んでもいないのに、人から何か物事を教えられることを嫌う傾向があります。世間話程度に聞いてくれたらいいのですが、そうはいかないのが男性脳なんですね。

そして繰り返しになりますが、妊娠・出産のことについて一般的な男性はほとんど何も知りません。知識レベルで言えば、中学生でストップしています。

しかしそれでは、どうして排卵日近くにタイミングを取る必要があるのか、なぜ男性も自らの健康を気遣う必要があるのか、などの理解が深まることはなく、あなたの努力も空回りしてしまうでしょう。

そんなときに大切なのが、**妊娠成立の仕組みについて一緒に学ぶ姿勢を見せる**ということです。もちろんあなたは、妊娠の成り立ちに関して詳しくご存じだと思いますが、あな

たが一方的にレクチャーする形になると、男性はなかなか聞く耳を持てないものです。

「わたしも初めて知った」と言うことで、「立ち位置はあなたと一緒なんだよ」というニュアンスを伝えることができ、男性のプライドを守ることができます。

◆子どもをどう捉えているか確認するには

↓

「わたしが欲しいのは子どもじゃなくて、あなたとの愛の結晶だよ」

言葉がけの目的　子どもより夫優先である安心感で、妊活も不安なく取り組めるようにする

妊活の目的は妊娠・出産です。そのためどうしても「子どもが欲しい」という言葉や思いが前面に出てきますよね。もちろんそれは悪いことではありません。

しかしそうした言葉が、「子どもができればそれでいいのか」「俺は子どもをつくるための手段か」という思いを男性に抱かせるケースが多いのも事実です。さらには、子どもができた後の自分の立場を不安視する男性も少なくありません。

女性はまだ見ぬ命に対して容易に行動に移せますが、男性は今、目の前にいる命に対して一生懸命になるものです。

その気持ちをぜひ汲みとって差し上げて、「子どもが欲しい」と言いたいときには、必ず「**あなたとの子ども**」と言うようにしてください。男性が安心して「あなたとの子ども」を持つための妊活に取り組めるようにする言葉です。

行動の壁

◆ **病院での対応で夫が戸惑ったときには**

↓

「病院で急に色々言われて困っちゃったね」

言葉がけの目的　夫の心の声を聞くことで妊活プランを練りやすくする

病院で検査をしたときに、男性不妊が発覚する場合もあります。すぐに体外受精を勧められることもあるでしょう。

不妊原因について、「自分は大丈夫だろう」と根拠のない自信を持つ男性は多いものですから、これは相当にショックです。

そんなときに、追い打ちをかけるような言葉を口にしてはいけません。

「精子にはこのサプリが良いとネットに書いてあった」

「だからタバコはダメだとあれほど言ったのに」

それは正しいのかもしれませんが、ここは男性が感じていること、思っていることを素直に言葉にできるような雰囲気づくりをすることが大切です。

「わたしも同じように戸惑っている」

そう伝えることで男性は安心して心の声を打ち明けやすくなり、今後の展望について話し合う環境が整いやすくなるでしょう。

◆まだ見えない命に興味を抱かせるには

↓

「赤ちゃんって見える形の夫婦愛だよね」

言葉がけの目的　子宝を授かるための目的意識を持ってもらう

自分で妊娠・出産することのない男性は、どうしてもまだ見えない赤ちゃんをイメージすることが苦手です。そこが原因となって「赤ちゃんが欲しい」と言われると、「自分より赤ちゃん優先か」という思いが湧いてきてしまうもの。

そんなときは「心は見えないけれど、心遣いは目に見える」という言葉をお手本に、赤ちゃんを夫婦愛にたとえてみましょう。

「あなたとの夫婦愛をより実感したいからこそ、わたしは子宝を望む」、そうした意志をハッキリと伝えることによって、男性は父親への階段を一歩踏み出せることでしょう。

◆病院に一緒に行ってもらうためには

「わたし一人じゃ怖いから」

言葉がけの目的　検査のためでなく、妻を守るためという任務をつくってあげる男性は誰しも愛する女性を守りたいと思っています。面と向かって「怖いから」と言われて引き下がるのは、ケースとしてはレアです。

もちろん男性のスケジュールなどをあらかじめ確認しておく必要はありますが、**受診の目的を男性の検査ではなく、「あなたを守るため」に据え変えておく**と、「あなたのためなら」行動を起こしてくれます。

そして病院に行ったあとのことは、病院に任せてしまいましょう。生活指導があっても、精液検査を勧められても、それはあなたではなく病院が言ったことになりますので、あなたへ不満のベクトルが向くことはないでしょう。

◆夫を主体的に行動させるには

↓

「あの○○さんが、大好きな食べ物だって雑誌で言ってたよ」

言葉がけの目的　憧れの第三者から推奨されると抵抗なく受け入れやすい

いわゆる「第三者話法」というものですが、夫婦はもっとも近しい間柄ゆえに、直接的な意見は素直に聞き入れづらい部分があるはずです。そんなときに使いやすいのが「第三者が言っていたことにする」方法です。

もしあなたのパートナーが憧れている人物がいれば、それはチャンスです。その人物の口をちょっとだけ借りて、あなたの代わりに健康習慣を勧めてもらうのです。

パートナーも憧れの人物に自分を近づけたいと願っていますから、その人が食べている物や取り組んでいる生活習慣なら、きっと良いものに違いない！　と前向きに取り入れてくれるでしょう。

え？　そんなこと言っていなかった場合ですか？　人間は誰でも勘違いすることがあるものですよ（笑）。

◆**夫を手の平に乗せるには**

↓

「こうしてくれたら嬉しいな」

言葉がけの目的　身近な女性に褒められたい心を利用すれば行動を促しやすい

男性は身近な女性に褒められたい生き物です。そのため女性が正しいことを口にしても、それに従うのは珍しいこと。あなたが正論や理詰めで話せば話すほど、男性側は男性同士で話しているような錯覚を覚え、むきになる場合も出てくるでしょう。

そうではなく、**「あなたを喜ばせることを行動の動機」にしてもらう**のです。お互いに縁があり、愛し合って結婚したのですから、男性からすれば、あなたに一番褒められたいし認められたいと望んでいるわけです。その心理を利用しない手はありませんし、そうしてもらえることが男性の喜びになるのです。

「こうしてくれたら嬉しいな」と行動を促して、男性が実際に行動に移したあとは、「この人と結婚して良かった」とつぶやいてみてください。

きっとパートナーは、「ほかにしてほしいことない?」と言ってきますよ。

気づきの壁

◆精液検査の本質を知ってもらうには

↓

「血液の質も精子の質も、見た目じゃわからないよ」

言葉がけの目的

検査結果の数値だけで満足しないようにくぎを刺しておく

現在、日本では2人に1人ががんになると言われています。相当の人数ですね。しかしそういう目で街中を見渡しても、がんを患っている人を見分けられませんし、血液の質なども外見だけではわかりません。精液検査もある意味、同じようなところがあります。**精液検査でわかるのは、基本的に数や濃度、運動率などで、精子の遺伝子が正常であるかどうかまでは判明しない**のです。まさに外見で、がん患者さんを見分けられないのと同じであるかのように。

ところが病院で「精液に問題はありませんでした」と言われると、自信を持ってしまう男性ばかりです。**不妊の原因が、あなたにあるかのような目で見られるケースも出てくる**でしょう。それでは仲の良い妊活が継続できるわけがありません。

精液検査をする前に必ずこうした言葉がけをしておくことが、その後のあなたを救うことにつながります。

◆自発的な行動をうながすには

↓

「健康診断の結果で勝負しよ！」

言葉がけの目的　生活習慣の改善を続けてもらうため

男性は女性に比べて数値が好きです。そのため「手足がぽかぽかしてきた」「なんとなく寝起きが楽になってきた」「髪の毛にツヤが出てきた」などの「感覚」では満足しない人が多いものです。

そこで会社勤めの方は健康診断、そうした機会のない方は献血などでの血液検査を利用しましょう。血圧や体重、コレステロール、また、肝機能など何でもいいので**「数値で勝負」**を持ちかけるのです。

全身の細胞はすべてつながっていて、精子や卵子の質だけを高めることはできないのですから、健康習慣を土台とした妊活を継続することによって、何らかの数値は必ず改善されます。

生活習慣の改善をゲームにしてしまう。これが男性脳への効果的なアプローチです。

◆ **夫のチャレンジを褒めるには**

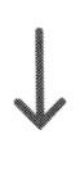

「1日でもできたんだから凄いよ！」

言葉がけの目的　生活習慣の改善を続けてもらうためにできた部分を認めていく

チャレンジには失敗がつきものです。失敗しても継続するのはさらに大変ですよね。しかしスポーツにしてもダイエットにしても、仲間がいると続けやすい傾向があるのは間違いありません。そしてそれは健康習慣でも同じこと。

健康づくりは、目に見えてわかりやすい変化がすぐに起こるわけではないからこそ、**励まし合える環境づくりが重要**になってきます。

お互いにできていない部分を探し合うのではなく、**昨日より1ミリでも前進できた部分をたたえ合う**のです。

スポーツなどで試合前に、コーチが選手に対して短い言葉で激励をする行為を「ペップトーク」と言いますが、「あなたならできる！」「自分ならやれる！」という自己肯定感をお互いに高め合うことは、あなた達ご夫婦の今後の人生にもきっと役立つことでしょう。

◆夫に妊活の目的を知ってもらうには

↓

「不妊治療をしたいんじゃなくて、あなたとの子が欲しいだけだよ」

言葉がけの目的　夫は子づくりのツールではないということを伝えておく

不妊治療は女性と病院とのやり取りが主になります。男性は元々の知識不足に加えて、そういう状況に置かれると「妻は不妊治療がしたいのだ」「病院に行きたくて行っているのだ」と目的をはき違えて認識してしまうことが、とても多いのです。

女性からしてみれば「そんなバカな」と言いたいところでしょうが、男性は勘違いをしてしまいがちです。ですから、「**あなたの目的と現在の状況を言葉にして伝えておく**」ことが必要です。

「わたしはあなたとの子どもが欲しいからこそ、やりたくもない不妊治療に通っている」

「あなたを父親にしてあげたいからこそ、痛い注射もガマンしている」

病院と協力して自分の子どもを持とうとしているのではなく、あくまであなたというパートナーありきで、今は病院の力を借りているだけ……。

その順番をハッキリ伝えておけば、不妊治療に対するパートナーの見方も、あなた目線に近づいていきます。

◆赤ちゃんがいる生活を想像してもらうには

↓

「あなたに似た子だったら最高だよね」

言葉がけの目的　夫を愛していることを知ってもらい、父になる不安を取り除く

わたしの今までの経験で言うと、「**子どもを持つことで、自分の立場がおびやかされることを恐れている男性は意外に多い**」ものです。妻を愛するがゆえに湧き上がる感情なのでしょうが、それでは困りますよね。

女性にしてみれば夫に向ける愛情と、お子さんに向ける愛情の種類は違っていて当然でしょう。しかし男性は「自分優位」を確認しておきたいものなのです。

そこで有用なのがこの言葉がけ。

「子どもは欲しいけれども、子どもを通してあなたの面影を見ることができたら幸せ……」

そのようなニュアンスを伝えることで、パートナーに対する愛が伝わり、父になることへの不安を払拭することが可能になります。

男性にとっても、「自分に似た子か……」と、まだ見ぬ赤ちゃんへの想像がふくらんで、赤ちゃんトークに花が咲くきっかけにもなります。

技術の壁

◆ **妊活方法に抵抗する夫に寄り添うには**

↓

「あなたにはあなたのやり方があるもんね」

言葉がけの目的　夫のやり方を尊重することで、提案を通りやすくする

男性は自分独自のルール、決まりごとを持っている人が多いですね。病院で言われたか

らと素直に従う人ばかりではないでしょう。

たとえ提案された方法が医学的に正しいものだったとしても、そして正しいがゆえにあなたが一生懸命に説得したとしても、従ってもらうのが困難な場合だってあります。あなたと病院から口々に言われた夫は、より一層、意固地になってしまうかもしれません。

そんなときは、**いっときでも夫の意思を尊重**してみましょう。あなたが病院サイドではなく夫サイドに立つことで、**夫はあなたのことを味方と認識して、あなたの声に耳を傾けるようになります。**

そのように心を開いてもらってこそ、あなたの提案も通りやすくなるというものです。

◆ **甘いムードをつくるには**

↓

「初めての旅行のときにつけてた香水だよ」

言葉がけの目的 香りにムラっとくる男性は多いもの、日常の中でもムードづくりをする情報があふれ返っている現代では、妊活にしても不妊治療にしても、頭でっかちになりがちです。その一例が、排卵日を予測して妊娠しやすい時期にセックスをするタイミング法です。確かに精子と卵子が出会うためには、絶妙なタイミングが要求されます。ところがそのシビアなタイミングを狙いすぎて男性のＥＤ（勃起障害）や射精障害を招いてしまうケースが多発しています。

妊娠に一生懸命になるがあまり、頭でっかちで味気のない妊活になり、男性の性欲がそがれてしまっても、それはある意味で仕方のないことと言えます。

そうした状況を防ぐためにも、**日常の中でのムードづくり、アクセントを大切にしましょう。**匂いや音楽はさまざまな思い出も連れてくるもの。香水や料理、音楽や思い出の場所などに力を借りるのは良い方法です。

◆夫がマスターベーションしやすい環境をつくるには

↓

「ちょっと2時間ほど出てくるね」

言葉がけの目的

しっかり時間を伝えることで、マスターベーションしやすい環境をつくる

フレッシュな精子を射精することは、妊娠率の改善に貢献します。そのため**男性の禁欲期間は短いほうが良い**と言われています。

ところがセックスとなると、お互いのタイミングや雰囲気づくりも大切になりますし、男性としても自分の好き勝手にできない部分が出てきます。

そして男性のマスターベーションはストレス解消だけでなく、健康管理のような意味合いもあって、セックスとはまるで別物と捉える人も少なくありません。

「セックスはメインディッシュ、オナニーは食後のデザート」などという言葉もあるくらいですから、女性はスイーツに目が無いように、**男性がこっそりとマスターベーションをするくらいは、どうか認めてあげてください。**

気兼ねなくマスターベーションできる環境づくり、日常にあえて隙をつくってあげるのも、息苦しくならず妊活を継続させるコツです。

◆ **夫があなたを求めるようになるには**

↓

「赤ちゃんじゃなくて、あなたのためにがんばりたい」

言葉がけの目的　意識が不妊治療ではなく、夫に向いていることを認識してもらう

あなたが「赤ちゃん、赤ちゃん」と言うたびに、男性の地位が1つずつ下がっていくと考えてみたことがあるでしょうか？　もちろんあなたにそんなつもりはないでしょうし、そう感じる男性ばかりでもありません。

しかし頭ではわかったつもりでも、赤ちゃんと自分を天秤にかけられているようで、内心モヤモヤする男性もいるのです。また、何よりあなたも愛する男性のためだからこそがんばれているはずです。それなのにその思いが伝わらないのは悲しく、寂しいですよね。

ですから、その大切な気持ち、まさに「**愛の言葉**」**を言わずにしまっておくのは大変もったいないこと。**あなたの真意をまっすぐに伝えることで近い将来、この苦しい時期を振り返ってみたときに、「不妊治療をしていた期間も無駄じゃなかった」と思えるはずです。

◆ **夫の健康の改善が精子の元気につながることを伝えるには**

↓

「いつまでも夫婦元気でいたいから」

言葉がけの目的 生活改善の目的が、自分の健康にあることでやる気を引き出す

「こうすることが精子のためだから！」と言われた男性は、「必要なのは俺の精子だけか！」と思ってしまって当然です。そこまでストレートでなくても、「赤ちゃんのためにがんばって」などの言葉でも同じような反応を示されることもあるでしょう。

あなたの言葉が正しいかどうかは関係ありません（むしろ正しいときこそ男性の反応は思わしくないものになるでしょう）。

健全な妊娠のために、元気な精子が必要になることは言うまでもありません。しかし「精子だけ」健康になる生活習慣などはありませんから、やはりパートナーが健康で元気であればこそ、その元気が精子に届くわけです。

ここは、「赤ちゃんを授かるかどうかに関係なく、いつまでも夫婦元気でいたいから、

二人で生活習慣に変化を加えてみない？」というように言い方を変えてみましょう。男性はまだ見ぬ赤ちゃんではなく、愛する女性のためにこそやる気を発揮するものですよ。

習慣の壁

◆ 完璧じゃない相手を互いに許すには

↓

「わたしもコレはガマンできないよ〜」

言葉がけの目的 自分から弱みを見せることで、夫の気を楽にしてあげる

率先垂範（そっせんすいはん）という言葉もあるように、まずは自分が規範を示すことは大切です。また少々古い話になりますが、連合艦隊司令長官であった山本五十六（いそろく）は、「やってみせ、言って聞かせて、させてみせ、褒めてやらねば、人は動かじ」と言いました。

誰でもそうだと思いますが、口ばかりで行動を伴わない人の言うことなんて聞きたくありませんよね。だから一番にあなたがやること！

しかし人間、無理は続きません。妊娠してからだって、出産するまではおよそ38週という時間があるのです。ストレスフルに過ごしていては、それこそ母体にも赤ちゃんにも悪影響。ですから妊娠・出産に明らかな悪影響を及ぼすもの、たとえば飲酒や喫煙などは別にして、できることとできないことの仕分けは大切なのです。

お互いに完璧を求めず、まずは自分から弱みを見せておくことで、男性も気楽に取り組み始めることができるでしょう。

◆ **自然と自分の要望を届けるには**

↓

「自然に続けられるってスゴイよね」

言葉がけの目的　夫のルーチンワークを尊重し、あなたの要望を届きやすくする

男性はルーチンワークが好きですし、得意です。なので、そこを乱されることを嫌います。特に朝の出勤前などはその傾向が顕著で、新しい習慣を始めるよう提案しても却下される可能性大です。ですが逆に、あなたの要望を男性のルーチンワークに組み込ませるこ

とに成功すれば、繰り返し言わなくても自ら継続してくれるようになります。

じつは男性というものは、自分でルーチンワークをこなしている実感をあまり持っていません。それほどに自然な行為なのです。そこで、まずは**男性の継続力の高さを指摘し、認めて、褒めて、自尊心を満たしてあげましょう。**

そうすることで、「そうか、俺は続けることが得意なのだ」と思ってもらうことにより、さりげないあなたの要望が届きやすくなります。**男性はあなたに褒められること、認められることが何よりの原動力になるのです。**

◆体質改善をこれからも続けてもらうには

↓

「あなたは、もっとカッコよくなっていくよ!」

言葉がけの目的 夫に生活習慣の改善を実感してもらう

赤ちゃんのためであれ、あなたのためであれ、**男性が生活習慣の改善を続けるためには「実感してもらうこと」が重要に**なってきます。もちろん何らかの数値が改善されたなら実感として得られやすいのですが、いつも数値に表れるとは限りません。

ここであなたの主観を最大限に利用してみましょう。

「少し取り組んだだけでこんなに変わるなんて！　このまま続けたら、あなたはもっとカッコよくなるよ〜」と、**男性の意識が自分自身に向くように仕向ける**のです。

一般的に言って女性は美意識も高く鏡を見る時間も長いので、自分の変化に敏感です。ところが男性はその逆である場合が多いので、自分の変化に気づかないことがあります。

そうした部分をあなたのサポートでカバーしてあげましょう。男性から、「最近の俺、どう？　また変わった？」と言ってきたら、ガッツポーズです。

◆男性のナンバーワン欲求を満たすには

↓

「人と比べるわけじゃないけど、あなたが一番すてき」

言葉がけの目的　夫の自信を強固にし、妻の言葉を受け取りやすくする

「やっぱり君が一番だよ」と女性が言われたら、「ちょっと、誰と比べてるのよ」という反応をする人は多いですね。それは女性が好むのはオンリーワンだから。

しかし**男性は、オンリーワンより、ナンバーワンという優位性を好む**ものです。ただもちろん、具体的に誰かと比べなくてもいいですし、名前を挙げる必要はありません。

そこは上手にぼかしたうえで、「あなたが一番すてき！」と伝えてあげましょう。あなたが専業主婦でも関係ありません。日常生活や、テレビを観る中で、異性を目にする機会はとてもたくさんあります。

「多くの男性を見てきたし、知り合ってもきた。その中で、わたしが選んだナンバーワンがあなたよ」という思いを伝えることで男性の自信は、より一層強固なものとなり、あなたの言葉を前向きに、そして好意的なものとして取り入れるようになるでしょう。

◆夫に安心感を持たせるには

↓

「赤ちゃんができても、あなたが一番だよ」

言葉がけの目的　夫のメンタルを高め、率先して父性を育んでもらう赤ちゃんを授かる前、そして授かったあと。女性が自分の身体と赤ちゃんを最優先に考え、行動していくのは当たり前のことですし、必要なことでもあります。

ところが今まで「あなたの一番」であった男性にとって、これはショッキングな出来事でもあります。

「もう大人なんだから、子どもみたいなこと言わないで」と言う女性の気持ちもわかりますが、これからも人生を共に歩むパートナーには、優しい一言をかけてあげてください。


「今も一番だし、赤ちゃんができても、あなたが一番」

言質（げんち）といってもいいその言葉を男性が得ることによって、「よし！　それなら妻と子どものために、これからも俺はがんばれるぞ！」という腹を据えた決断ができるようになります。男性は女性に比べてフィジカル的にはタフですが、メンタルはか弱いものです。男性が真価を発揮できるかどうかは、あなたの女子力がカギを握っていますよ。

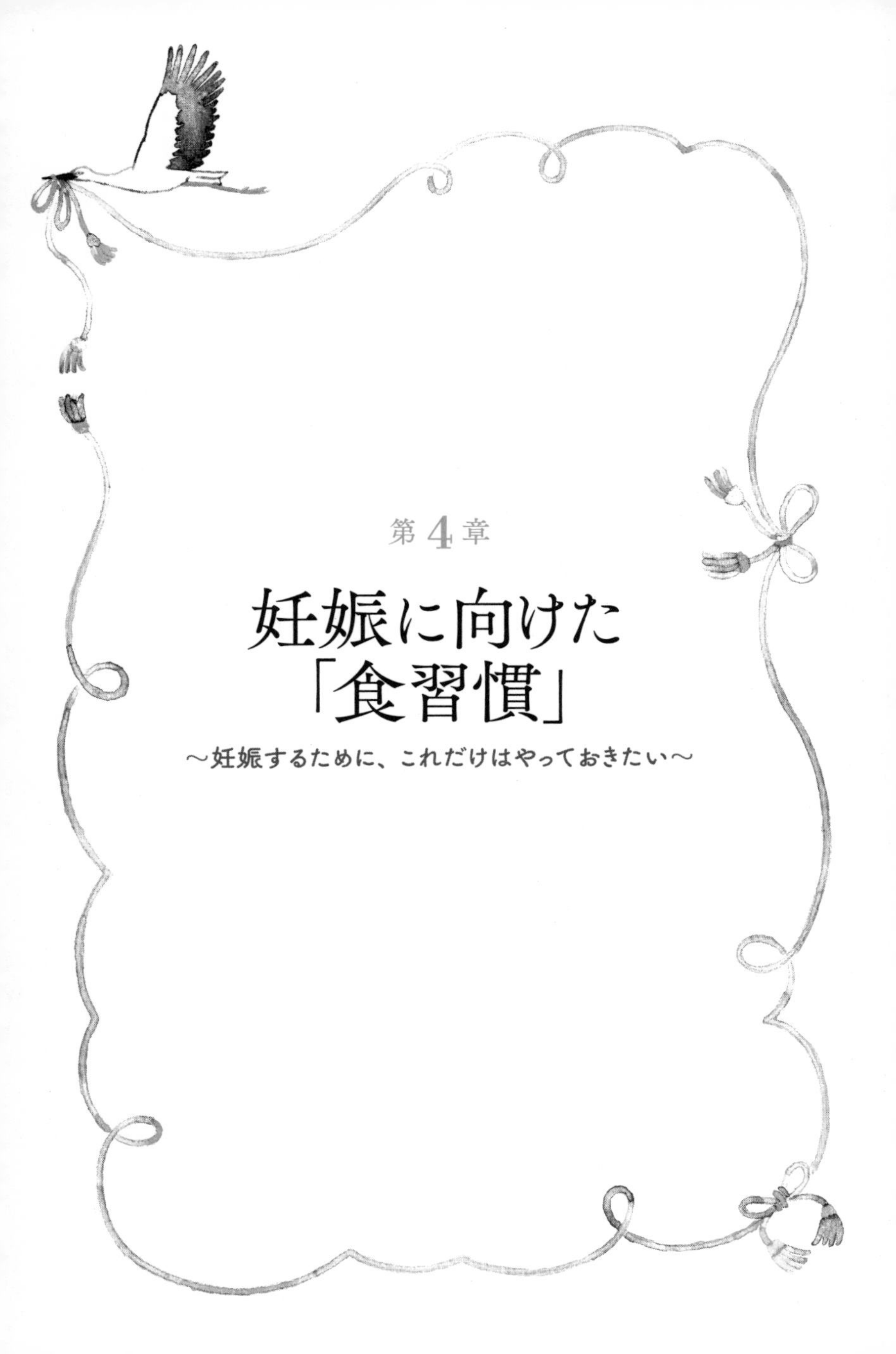

第4章

妊娠に向けた「食習慣」

～妊娠するために、これだけはやっておきたい～

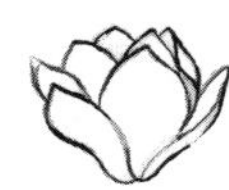

なぜ、妊娠するために「食習慣」が大切なのか

妊娠するということはご存知の通り、精子と卵子が出会って受精卵になり、順調に細胞分裂を繰り返して子宮内膜に着床することです。

ではこの順序を逆にして考えてみましょう。毎月、厚みを増して剥がれて、を繰り返している、あなたの子宮内膜は何からつくられているでしょうか？　細胞分裂を繰り返しながら着床を目指す、受精卵のエネルギー源はどこにあるのでしょうか？

日々つくられている男性の精子は、何からできているのでしょうか？

女性の卵巣内に存在する卵子は数が増えることはありませんが、卵子の成長は何によって支えられているのでしょうか？

答えはすべて、「**あなたが口にしたもの**」。つまり食事です。普段から何気なく口にしているものも、身体にとっては新しい細胞をつくり出したり、既に存在している細胞を成長・

滋養したりするための貴重な材料なのです。

「**あなたは、あなたが食べたものでできている**」（「You are what you eat.」）

この言葉をしっかりと噛み締めてください。


わたし達は食べなければ生きていけませんが、その理由は生きるための材料を自分自身で生成することができないからです。ここが動物と植物の違いですね。さらに**妊娠・出産は、「1足す1を3」にしようとする行為**です。男性、女性、それぞれの生命力があふれるほどでなければ、この不等式を完成させられないような気がしてきませんか？

ですから「1足す1を2」ではなくて、『**1足す1を3**』**にするためには、何を食べてあなたの生命力を高めていくのか**」ということが大切です。そして、「**どう食べていくのか**」ということも非常に大切です。

この章では、摂取したい具体的な食品を挙げるとともに、対立するものとして避けたい食品もお伝えしていきます。そのうえで、まずは簡単に触れておきたいのが「生命力」です。生命力は目に見えず、数値化することもできないので漠然とした感覚になります。

しかし前述したように、わたし達が食べなければいけない理由は、栄養素を獲得するためです。そしてその「**栄養バランスこそが生命力**」のようなもの、として捉えていただけたらと思います。

ビタミンやミネラルの名称など、詳しい栄養学の知識はまったく必要ありません。女性ならではの豊かな感性を発揮して、「**生命力あふれる食べ物**」を摂るようにする。さらには「**心が豊かになるような食習慣**」を身につけるようにしてください。

そうすることで、あなたの身体は生命力に満ちあふれ、どんどん妊娠体質に近づいていくことでしょう。

こんな「サプリ」はキケン

健康に意識が向いたとき、病気のことが気になったとき、妊活を始めようと思ったとき……色々な理由で、「サプリを摂取してみようか?」と思うことがあるでしょう。

しかし、**サプリはサプリメントという名前の通り、栄養補助食品。つまり足りない栄養素を補うためのものです。**広告などでも普段の食事では不足しがちな栄養素を補給して元気になりましょう、などと謳ったものが多いですよね。

ではここで2つ質問です。

・今、あなたの身体に不足している栄養素の名前を挙げてください

・その不足した栄養素は、どれくらいの量を補えばいいのか教えてください

これら2つの質問に完璧に答えることは不可能でしょう。病院で血液検査をしたからといって、足りない栄養素や、その不足分がすべて判明することもありません。それなのに、「足りないよりはいいだろう」とばかりに、簡単で安価に購入できるサプリを手に取る人が後を絶ちません。

前にも触れたように、栄養素の不足はもちろんいけませんが、過剰も同じようにいけないことなのです。全体像を見ることなく、単一の栄養素をサプリで補給してしまっては、

バランスを崩してしまいます。

座り心地の良い自転車がいいからといって、サドルばかり豪華にしても自転車全体としては非常に乗りにくいでしょうし、転倒のリスクも高まります。

鉄・亜鉛・ビタミンB_{12}・葉酸(ようさん)……など挙げればきりがありませんが、単一の栄養素を摂り続けるのはこれと同じことです。**極端に偏った栄養補給は偏食と一緒**です。気をつけるようにしてください。

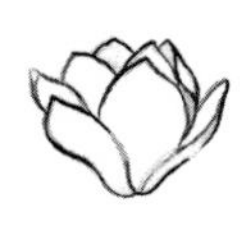

こんな「医薬品」はキケン

医薬品は、厚生労働省が認可した効果・効能を持ちますし、病院で処方されるものですから安心感がありますよね。ですが同時に副作用も必ず付いてきます。

もちろんリスクとベネフィットを天秤にかけて、ベネフィットに傾けば使用を考えればいいと思います。状況によっては、問答無用で医薬品を使用しなければならない緊急事態だってあります。

しかし、最も身近な医薬品のひとつとして鎮痛剤があると思いますが、この使用に関してはもう少し慎重になっていただきたいもの。

その理由ですが、身体が発する痛みには必ず原因があるものですし、医薬品の服用によってその痛みが緩和できたとしても、痛みの原因が解決されたわけではないからです。

病院での診察の結果、処方された医薬品は納得のうえで使用するべきでしょう。けれど日常的に使用する、あなた自身が判断して購入・服薬する鎮痛剤に関しては、もう一度、本当に必要なものなのか考えてください。

そしてどうしても鎮痛剤を使用しなければいけないときにも、「この痛みの原因はなんだろうか」「どうすればその原因を取り除けるだろうか」という視点を忘れないようにしてください。

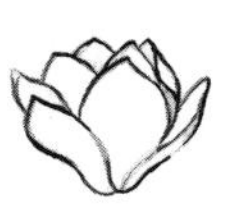

妊娠力がみるみる上がる、基本の「調理法」

覚えていますか？「あなたは、あなたが食べた物でできている」（「You are what you eat.」）でしたね。ですから「何」を食べるのか、きちんと選ぶことはとても大切です。

それに加えて、「どう」食べるのか、も同じように大切です。「どう」食べるのか、というのは「調理法」の話です。

ところで、我々の細胞は過剰な活性酸素によって傷つけられますが、その活性酸素は生殖細胞である精子や卵子にとっても厄介者で、妊娠力を落とすことにつながります。そして活性酸素が発生しやすい食事というものがあり、それは端的に言えば「揚げ物・炒め物」ということになります。

そこで「調理法」です。あなたが夕食に鶏肉を食べたいと思ったとしましょう。妊娠力を損なわないために選びたい料理は、次のうちどちらになるでしょうか？

・焼き鳥
・唐揚げ

正解は……そう、焼き鳥のほうですね。油を熱して調理する唐揚げやフライドチキンを食べると、体内で過剰な活性酸素が発生して、それらが精子や卵子を傷つけて妊娠力を落とすことになるからです。「**油を使えば使うほど、熱すれば熱するほど、妊娠力が損なわれる**」と覚えておくといいでしょう。

なるべく油は使わない、なるべく高温での加熱は避ける。そのような食事をしていれば、血液はきれいになり、細胞は元気を取り戻し、自然と妊娠力も高まってきます。

食べたい物を食べられる時代は一見、幸せそうです。しかし激増する生活習慣病に歯止めがかからないことから明らかなように、きちんとした判断基準を持って食生活を送らなければ、自身の健康を損なうことになります。今一度、普段の食生活を見直してください。

それでは、具体的に調理法を見ていきます。

調理に「油」は使わない

油は加熱すると、すぐに酸化が始まります。そうした料理を食べると、体内で活性酸素が発生して妊娠力が落ちてしまいます。また時間が経つことによっても油は酸化されていきますので、**スーパーのお惣菜などには注意が必要**です。

忙しい毎日を過ごすなかで、料理をするときにはフライパンを使うことが日常的になっていないでしょうか。ですがフライパン料理には、油を使うことが多いですよね。

揚げ物・炒め物から距離を置くためにも、**家庭での料理に油は使わない、フライパンは使わない。揚げ物・炒め物を食べるのは、つくり立てを味わえる外食のときだけと決める、**などの工夫が必要です。

油断大敵！　油は食事の中で摂る

油の文句を言っているように聞こえるかもしれませんが、我々は油なしでは生きていけません。

なかでも必須脂肪酸と呼ばれる種類の油は摂取する必要があります。むやみやたらと油を断つのは大変危険なのです。必須脂肪酸はオメガ3系とオメガ6系と呼ばれるもので、このうちオメガ6系は意識して摂らなくても基本的に不足することはありません。

大切なのはオメガ3系の油で、こちらは意識的に摂取しなければ、現代風の食生活をするなかでどうしても不足しがちです。オメガ3系の油は、青魚に多く含まれるDHAやEPA。さらに亜麻仁油やエゴマ油が代表的です。

しかしこのグループの油は熱に弱く、加熱に向きません。青魚ならお刺身が基本、亜麻仁油やエゴマ油も調理に利用するのではなく、直接かけて食べるようになります。

そういう意味で**オメガ3系の油を一番摂取しやすいのは、やはり緑黄色野菜でしょう。**夏なら旬のものを生で食べる、冬なら鍋料理などにして食べる、などが効率の良い食べ方になります。

ぜひ、野菜は市販のドレッシングではなく、摂りたい油である**亜麻仁油やエゴマ油と、自然塩をミックスさせたお好みの味で召し上がってください。**

「○○の素」を避ける

「**○○の素**」や「**○○のたれ**」がキッチンに並んでいませんか？　時間を節約してくれて、味もスパッと決まるので便利なものですが、それらはどうしても**カロリーが高く、添加物もたくさん含まれているものが多い**です。

料理の基本である調味料だけでも本物を揃えてみましょう。まずは塩・味噌・醤油から原材料をしっかりと確認して、あなたの好みに合ったものを探してください。必ずしも高価だから高品質なものとは限りません。

それら基本の調味料を変えるだけでも料理の味はハッキリと変わります。毎日の食事を美味しくいただけて健康になれるのですから、こんなに良いことはありません。

葉や皮を生ごみに出さない

「一物全体食（いちぶつぜんたいしょく）」という考え方があります。植物なら、葉っぱも皮も根っこも丸ごと食べて、バランスの良い食事になるという考え方です。

事実、ジャガイモの普段食べる部分と、剥いた皮の部分を土に埋めたとき、どちらから芽が出るかといえば皮の部分からになります。つまり生ごみとして捨てている部分にこそ生命力があり、現代人は、むざむざその大切な部分を捨てているとも言えます。

生命を生み出す部分をいただいてこそ、生命力を高めることができます。ニンジンや大根も葉っぱごと食べる。ゴボウやレンコンも皮ごと食べる。

そうした調理法を実現するためには、**日本人が伝統的に食べてきた「土鍋料理」**が適していると言えるでしょう。なるべくそうした食習慣に近づけることで、体内に生命力を蓄えるようにしたいですね。

「日本昔ばなし」の調理法をお手本にする

理想的なキッチンは、パチパチと炎がゆれる薪の上に天井から土鍋が吊られている……

そんな「日本昔ばなし」の一場面を思い浮かべてください。

一物全体食を意識した土鍋料理をすれば、生命力を持つ部分を食べられます。また調理に油を使用しないので、血液を汚すことも少なくなるでしょう。もちろん「日本昔ばなし」では夏には夏の、冬には冬の、地元で育てられた野菜しか食べられません。

魚も釣れなければ食べられませんし、牛や馬は大事な労働力なので食べるなんてもってのほか。ニワトリも卵を食べるのがせいぜいですね。

現代でそこまでストイックな食生活を送るのは非現実的だと思いますが、**料理や調理法で判断に迷ったときは、「日本昔ばなし」を頭に思い浮かべてみてください。**

換気扇が汚れる調理法はやめる

「日本昔ばなし」の時代には電気がありませんから換気扇もなかったわけですが、仮にあったとしても、換気扇は油汚れでベタベタにならなかったでしょう。

栄養摂取はもちろん大切。しかし**「体内を汚さない」という視点も等しく大切**なのです。

一度、キッチンの換気扇を自分の体内を見る目で点検してみてください。換気扇は年に一度の大掃除でピカピカにすることもできます。でも体内の汚れは洗い流すことができないのです。

換気扇の汚れは体内の汚れ。汚れたから掃除をする……ではなく、そもそも汚れないような調理法を意識していきましょう。

食器用洗剤を使わなくていい調理法を意識する

食器用洗剤で綺麗に洗ったお皿は気持ちの良いものですね。ですが、洗い流した汚れはどこに行ったのでしょう？　そう、下水です。そしてあなたの身近に流れている川は洗濯物ができるくらい綺麗でしょうか？　あり得ませんよね。

ここでもう一度「日本昔ばなし」を思い出してください。「日本昔ばなし」の時代には食器用洗剤はないけれどお皿は綺麗でしたし、川の水も綺麗で、もちろん洗濯も川で行っていました。果たして清潔な生活とはどちらのことを言うのでしょうか。

地球環境と言えば大げさなようですが、体内の環境を考えることが、巡り巡って地球環境を整えることになるのです。まずは、**食器用洗剤を使わないでいいような調理法を意識すること。ステーキより焼き魚、カレーライスよりお味噌汁です。**

ズボラでもできる！　お味噌汁のつくり置き

毎日料理するのは大変ですね。どうしても手っ取り早く揚げ物や炒め物になってしまうのもわかります。それでも時間がないときは中食（なかしょく）を利用したり、レトルトやインスタント食品に頼ってみたり。しかしそれでは栄養の偏りや油の酸化、添加物が気になります。

ここは日本が誇る発酵食品の「**味噌**」を有効に利用しましょう。ベースとなるお味噌汁は大きめのお鍋に2～3日分あらかじめつくっておき、冷蔵庫にストックしておきます。

そこから食べる分だけ小鍋に移し、お豆腐、わかめ、サツマイモ、ニンジン……など、食べたい食材を入れてバリエーションを付けていくのです。パートナーからガッツリ食べたいとリクエストが来たら、豚汁（とんじる）にしてしまうのもいいでしょう。

こうすることで、日本人の体質に合った植物性の乳酸菌を摂取できますし、味や食感に飽きてしまうこともありません。食物繊維も豊富に摂れます。**お味噌汁は立派なメイン料理になるのです。**

「嗜好品」は、好きな品を毎日口にすると「老」いていくもの

漢字というのは本当によくできているもので、「嗜好品」という文字を分解すると、「好」きな「品」を毎「日」のように「口」にすれば「老」いていく……になります。

嗜好品と言えば、スイーツやお酒が代表的なものになるでしょう。これらを口にすれば**身体は徐々に糖化が進み、精子や卵子の質が落ちて妊娠力がどんどん低下してしまいます。**

嗜好品は心の栄養になるものであって、身体にとっては不必要なもの。ストレスを感じたときや、ちょっと緩みたいとき、たまに口にするのは構いませんが、**「休肝日」と「休甘日」はつくるようにしてください。**

「砂糖で老いていく」ことは江戸時代から言われている

江戸時代の儒学者で中井履軒(なかいりけん)という人がいました。この人は、「砂糖は有害である」として、次のような言葉を遺しています。「文禄以来、短命で終わる者多しは、砂糖の到来のためなり。宮中に砂糖を入れ、下民これに倣(なら)うが如きは、言語道断。砂糖は薬として少量用うるに有効にして、一般に用うれば、その有害おそるべし」

かなり過激に砂糖を批判していますね。しかし「老化とは、身体が酸化・糖化することである」のを江戸時代から指摘していたのはすごいことです。

現代は一切の砂糖を断つことは難しい時代ですが、**砂糖を使わない調理法を選び、食品を買うときにも原材料表示に糖類が含まれていないか確認する**ようにしたいものです。

カット野菜・水煮野菜をやめる

あらかじめカットされた野菜や水煮された野菜が、コンビニ・スーパーではたくさん売られています。調理の手間が省けるので重宝している人もいるでしょう。しかしそれらの野菜は、加工段階で既にほとんどの栄養素が損なわれてしまっています。

調べてみたら、「カット野菜・水煮野菜より、加工工場の排水のほうが栄養豊富だった」などという笑い話もあるくらいです。

そんな野菜を食べて栄養を摂った気になっていても、身体は健康・元気になっていきません。たとえ面倒でも家庭で包丁とまな板を使い、野菜を調理するようにしてください。でき上がった料理が地味でも映えなくても一向に構いません。

「妊娠力は調理力」と言っても過言ではないのです。

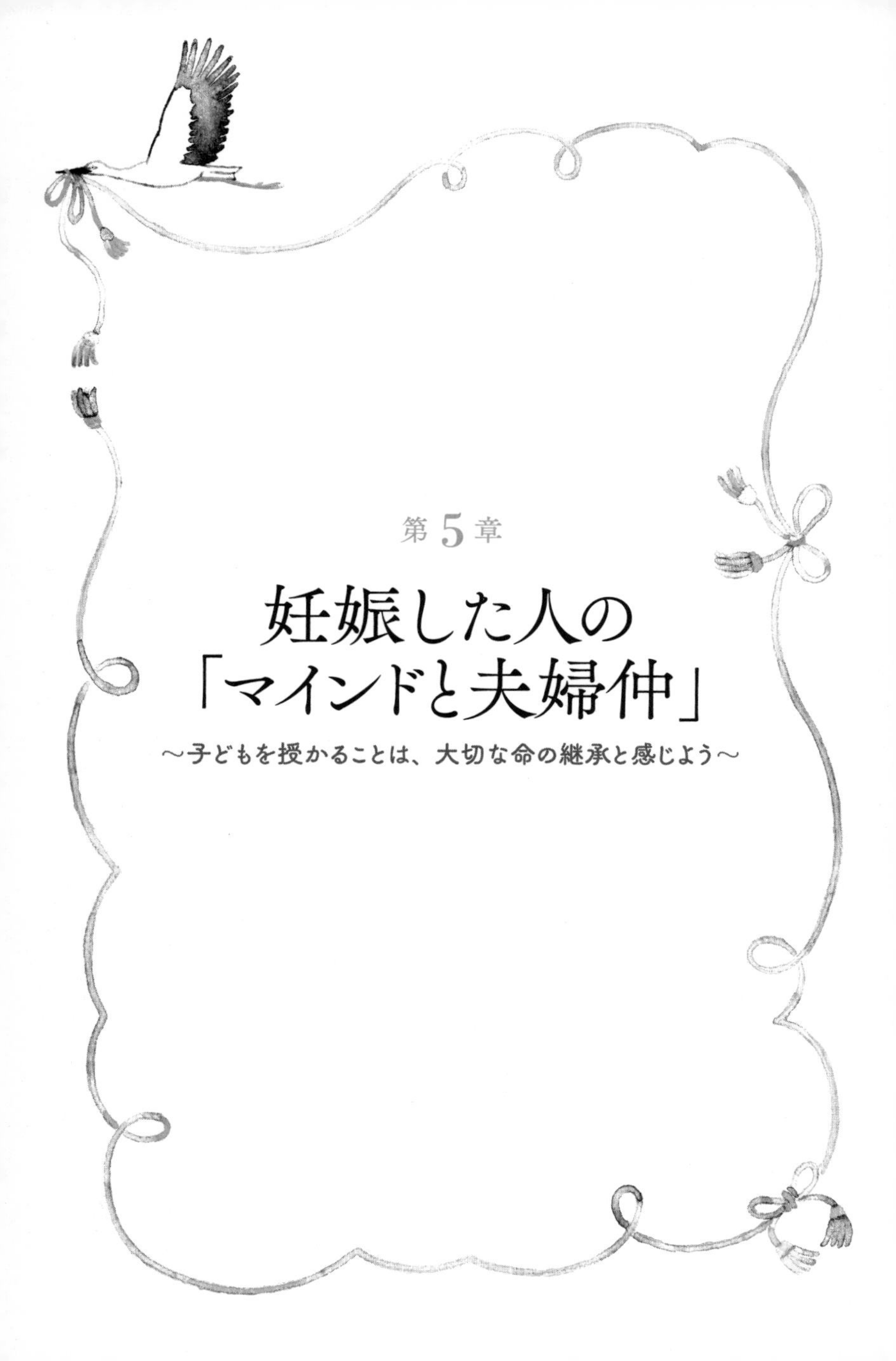

第5章

妊娠した人の「マインドと夫婦仲」

～子どもを授かることは、大切な命の継承と感じよう～

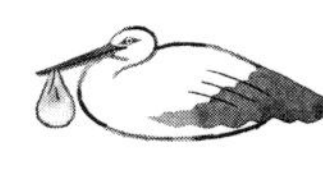

赤ちゃんができたカップルは、こんな生活習慣やマインドがあった

妊活や不妊治療に対して、楽しいイメージを持っている人は少ないと思います。たしかに、早寝早起きをするためには夜更かしができませんし、食生活の改善を目指せば、お酒やスイーツなどをガマンする必要もあるでしょう。

病院での不妊治療も通院時間、長い診察待ちに始まり、たくさんの検査、痛みを伴う注射、上限のない医療費、周囲に伝えるストレス……など、これもやはり楽しさとは正反対に位置するものが多いようです。

しかし、わたしが今までお手伝いさせてもらったカップルの多くは「妊活をした期間は決して無駄じゃなかった」「不妊治療でさっさと妊娠していたら、大切なことに気づけなかった」という趣旨のことを話されています。これは一体、どういう意味なのでしょうか？

妊活や不妊治療の目的は子どもを授かることですが、命のことに絶対はありませんから、「〇年続ければ必ず授かる」「この治療を受ければ絶対に妊娠する」ということが言えません。なので、少し乱暴な言い方になりますが、目的が果たせるかどうかは、「神頼み・運しだい」という部分があることも事実です。

そして、ここが重要なところで、そういう「神頼み・運しだい」の部分を認めたうえで、**目的や結果をいっときでも忘れること、脇に置いておくこと**です。

妊活や不妊治療で身も心もがんじがらめになってしまい、笑顔でいる時間はどんどん少なくなり、些細なことでパートナーとケンカをしてしまう……。

もう何のために病院に通っているのか、本当に子どもを授かりたいのかどうかもわからなくなってきた……。

こんな具合に、子どもを授からないことではなく、妊活や不妊治療それ自体が悩みの種になってしまっている人は、決して珍しくありません。もちろんそんな状況は楽しいはずがありませんし、夫婦仲を良好に保つことも難しくなってくるでしょう。

ですから、**子宝という目的はいったん脇に置いておき、まず自分たちにできることから**

実践していく。最終的に目的が果たせるかどうかはともかく、自分たちが心から納得できる日々を過ごしていく。

そうすることで結果を気にしすぎることなく、夫婦の足並みを揃えて軽やかに妊活を進めることができるようになります。

この章では、わたしがこれまでにお手伝いしてきたカップルの経験談をご紹介することで、軽やかでしなやかに妊活を進めるための生活習慣やマインドに触れていただきたいと思います。参考になりそうなところを真似するように行動することによって、あなた達の妊活は力強く前進していくでしょう。

妊活食堂®や勉強会には、必ず夫婦で参加する

↓

夫婦で一緒にがんばろうという気持ちが芽生える

妊娠は男性だけでも、女性だけでも成り立ちません。男女の共同作業、それが妊娠です。

また不妊原因についても、男女どちらかのせいにすることなく、お互いにできることを探して一緒に実践していくことが大切です。

実際に、当店で開催する妊活食堂®や市民講座としての勉強会、セミナーなどにご夫婦で参加される方たちのほうが、より早く、より多く結果に結びつく傾向が見られます。

その理由は、二人で同じような行動をすることによって、お互いが知らない部分や疑問点、また妊娠についての理解度を共有できるため、現在の課題が浮き彫りになり、次の行動を起こしやすくなるためです。

パートナーががんばっている姿を間近に見ることで、自分のモチベーションも上がる、一緒にがんばっていこうとする気持ちを維持しやすいという部分もあると思います。そしてこれは、妊娠に結びつくようなことだけに限る必要はありません。

映画やテレビを観るとき、音楽を聴くとき、食事をするとき、普段から同じ時間と空間をより多く共有しようとすることで、初めて知ることのできたパートナーの一面というものが出てきます。「何も言わずに勉強会についてきてくれる主人で良かった」と言う方が多いのも、妊活を通して夫婦仲がより深まった良い例だと思います。

妊娠できるかどうかは、もちろん大切な部分です。しかし、「この人と一緒に育児ができたら幸せ、人生最後の日まで共に歩みたい」、そうした感情の芽生えと育みは、同じ悩みを抱えながらも協力して乗り越えようとする姿勢からこそ生まれてくるものです。

外食ランチをやめて、夫と自分のお弁当をつくる

体にいい食材を選ぶ

独身時代から外食やコンビニ弁当、中食の利用などが日常生活になっている場合、結婚してもそうした食習慣が続く傾向にあります。

しかし一般的にそのような現代風の食生活は、妊娠力を落とすことにつながるケースが多々あります。

この土台を振り返ることなく妊活や不妊治療を進めていっても、極めて効率の悪い妊活・不妊治療になると言わざるをえません。

わたしのアドバイスをもとに、まず「あなたの身体はあなたが食べた物でできている」という原理原則をインストールした方たちは、**「食事を選ぶ基準が変わりました」**と言われます。今までは食事を選ぶときに、「食べたい・食べたくない」「美味しい・美味しくない」などの判断基準であったのが、**「自分の身体をどういう材料で組み立てたいのか?」という新たなモノサシが入った**からです。

こうなってくると、**外で買う物は糖類や添加物が多くなってきますし、外食の場合だと原材料が確認できませんから、徐々に料理やお弁当を手づくりするようになってきます。**

そして、食事に対してそういうものの見方ができるようになったら強いのが男性脳です。当店のお客さまも、「今となっては夫のほうがストイックです」「おやつを食べようとしたら、夫が『野菜を食べてからおやつだよ!』なんてうるさいんです」など、ひとつのことを集中してやり続けるのは、やはり男性脳が得意とするところのようです。

味覚を喜ばせるためだとか、見た目にオシャレだとかという理由で食事を楽しむ日があってもいいでしょう。常に完璧、有機無農薬で無添加のお弁当をつくる必要もありません。ですが、あくまで食事は身体の材料なのです。パートナーが持つ男性脳を上手く発揮してもらい、食材選びに活用する。また、あなたが自分自身を甘やかしたくなるときのストッパーになってもらうというのも、ひとつのやり方です。

弱音に素直で、妊婦さんや子連れの方を意識しない

大きなストレスが消える

何か予感めいたものがあって期待していたのに判定薬は陰性。今月も生理が来てしまった。グレードの良い受精卵を移植したのに着床しなかった……それでも次に向けて前向きにがんばらなきゃ！　心を奮い立たせなきゃ！

あなたのその努力は誰もが認めるところですし、何も間違っていません。がんばることで妊娠が近づくなら、あなたはとっくに妊娠していることでしょう。でも、いまだ子宝に恵まれないのは何故なのでしょうか？

「がんばる」ということは、心身を緊張させることにつながります。血圧は上がり、脈拍

は早くなり、呼吸は浅くなり、血糖値は高くなります。ですから妊娠するために大切なのは、**緊張の反対側、つまりリラックス**ですね。

まずは、**リラックスするために、自分の弱音に素直になってみましょう。**「次の移植がまたダメだったらどうしよう」「このまま妊娠できなかったらどうなるんだろう」そういう思いを吐露してみましょう。

安心してください。弱音を吐いたからといって、あなたの妊娠が遠ざかるわけでも、誰かがあなたを責めるわけでもありません。むしろ、どこか身体がフッと軽くなる感覚があるかもしれません。少し肩ひじを張って強がっている部分があるようなら、あなたは緊張状態にあります。そのときに必要なのは、リラックス。当店でも「うまくいかないことを認めたら、うまくいった」という方が多いのは、こういう理由です。

また妊活や不妊治療が思うようにいかないときに、妊婦さんや子連れの方が気になっていませんか？　そうした方々と会うことに、負担を感じていませんか？

大丈夫です。会わなくてオーケー、スルーしてまったく問題ありません。「見ると辛くなるから」という理由で会わなくても、一向に構いません。

もちろん、「妊婦さんに会って、良いオーラを分けてもらいたい」「小さな子どもを見て、将来の自分たちをイメージしたい」のであれば、それはそれでとても良いことです。

しかし自分の気持ちを押し殺してまで、良い人であろうとしたり、「妊娠は伝染する」などの都市伝説を信じようとしたりする必要はありません。

自分の気持ちに素直になる。自分の気持ちを大切にする。そうすることで自然と緊張は和らぎ、大きなストレスが解消されるのです。「自分の中の黒い気持ちを認めることで、とても楽になりました」そのように言われる方もいらっしゃいます。

夫がだんだんと理解してくれたことに感謝する

↓

お互いの本音がわかり合える

妊活や不妊治療をしているということは、子どもを望んでいるということです。そこの認識に関しては夫婦間で大きなズレはないはずです。

でも、子どもを望むという部分「ではないところ」に関してどうですか？　たとえば、

・なぜ子どもを望むのか
・どうしても欲しいのか、できたら欲しいのか
・妊娠する方法で希望はあるのか
・何人欲しいのか
・不妊治療をするとして、いつまで続けるのか
・妊活にどれだけの労力（禁煙や料理など）を傾けるのか

……など、挙げればきりがありませんが、このあたりまで深く話し合ったことがあるでしょうか？　もしかしたらあなた自身、考えたことがなかったかもしれませんね。さらに夫婦間での話し合いとなると、お互いの気持ちをきちんと理解できているケースのほうが稀と言えるでしょう。

しかし同じ山を登るにしても、道中も楽しみながら歩いていくのか、とにかく早く山頂を目指すのかでは、ペースも装備も考え方もまるで違ってきます。

そこをしっかりと話し合わず、理解していない二人が、「同じ山を登るから」という理由で一緒に登山を始めたら、一体どうなるでしょうか？

おそらくお互いのペースが合わず、口喧嘩も増えて、ストレスだらけの道中となることでしょう。最終的には、「本当にこの山に登りたいのかな？」「そもそもわたしとこの人とでは合わないのでは？」などというように思い詰めてしまうかもしれません。

そうなってしまわないよう、**妊娠・出産という大きな目的地を目指して出発する前には、夫婦でしっかりと話し合うことが必要**です。これは自分の考えを相手に押しつける、説得するということではありません。考えていること、思っていることを飾らずに投げかけるということです。

夫婦関係も、きっとこれから始まる育児も、綺麗ごとだけでは乗り越えられません。

「妊活をすることで、夫婦間の絆が深まりました」

「わたしの本音をさらけ出したことで、夫が少しずつ変わってきました」

「どうしても不妊＝女性のイメージが強かったのが、妻と一緒に勉強することで、その考えを改めさせられました」

これらの声からわかるように、共に人生を歩むパートナーだからこそ相手のことを信頼して、本音で語り合って相手を理解しようと努めることが大切です。

大丈夫！と変な自信と確信がある
↓
やるべきことに集中できる

妊娠はするけれど、流産を繰り返してしまう「不育症」に悩まされている方も数多くいらっしゃいます。不育症の原因は特定できるものが少なく、そのため特効薬や確立された治療法というものも存在しません。

「前回と同じようになるのが怖くて、妊娠したことを誰にも言えない」
「流産するくらいなら妊娠しないでほしい」

このように言われるなど、その悩みの深さ、ストレス、恐怖感は相当なものです。

当然のことながら当店に不育症の特効薬があるわけでも、わたしが何か不思議な力を持っているわけでもありません。

しかし不育症外来で有名な病院に通っても出産まで結びつかなかった方が、わたしのアドバイスでめでたく我が子を抱くことができているのは、どういう理由でしょうか？

ひとつには、「**不育症の改善だけを見ないようにする**」という点が挙げられると思います。西洋医学の利点として、即効性や切れ味のシャープさがあります。しかし反面、木を見て森を見ずという部分があり、患者さんの全体像を捉えることを苦手とします。

そして現代医療の不育症に対するアプローチは、妊婦さんの血液を固まりにくくするというのが主となっています。ここをもう少し東洋医学的、全体的に見つめてみると、

- **受精卵自体に、出産までいたる生命力が不足していた**
- **お母さんの身体に、妊娠を維持する力が不足していた**

ということが見えてくるのです。

こう捉えてみると、自分たちにできることや実践したいことが浮かび上がってきます。言い換えれば、「不妊治療のときは薬を飲む・注射を打つ」ことしかできなかったわけです。けれど、「**妊活になると妊娠以前も大切であり、妊娠中も夫婦で考えながら過ごす**」ことができるようになるわけです。

これらは一見、大きく違わないように思えるかもしれませんが、日々の自分の納得感がまったく変わってきます。「**やるべきことをひとつずつ積み重ねているから、わたしは大丈夫！**」**という自信と共に過ごせるようになる**からです。

もちろん病院での治療は治療として受ければいいでしょう。しかしその治療を、納得感を持って体感を伴いながら受ければ、結果をも左右することにつながるのです。

子どもの名前をよく考えている

↓

夫婦の共同作業で心が通い合う

なかなか妊娠できないと焦りも出てきますし、希望を持ち続けるのが難しい場合もあるでしょう。

「不妊治療とは出口の見えないトンネルである」とはよく言われる言葉です。いつゴールできるのか、そもそもゴールがあるのかどうかもわからない……そんな心情を表した言葉だと思います。

いつも前向きでなくてもいいのです。ポジティブ思考なんて、意識しなくても大丈夫。なぜなら、あなたの目も耳も鼻も口も、全て前向きについているから。つまりあなたは生きているだけで前向きに進んでいる、日々の生活こそが前進している証拠なのです。たまには気持ちくらい、後ろ向きになっても構いません。

決して楽しいことばかりではない妊活や不妊治療の日々において、ただひとつだけ大切にしてほしいのは、**「パートナーとの時間と場所を共有する」**こと。そして**「お互いの想いに共感していく」**ことです。

そのなかで、将来あなた達のもとに舞い降りてくる**赤ちゃんの名前を、夫婦で一緒に考える**ことをお勧めします。英語でも「First name」や「Given name」と言われるように、名前は親からもらう人生で初めてのプレゼント。

あなたの名前も、親やご先祖さまの期待と希望が込められた素敵なプレゼントであるはずです。そんな重要な意味を持つ名前を夫婦で一緒に考えることによって、お互いの人生観や赤ちゃんにかける期待を垣間見るきっかけになります。

さらには名前にどのような文字・漢字を選ぶのかによって、今まで知らなかったエピソードなども飛び出してくるかもしれません。

「なるべく不妊治療のことを考えないようにしていました」

そのように言われたお客さまも、パートナーと食事や旅行を楽しみながら、赤ちゃんの名前を考えることで視線を未来に向けておられたようです。

SNSの妊活グループを退会する

↓
比較することで起きる焦りが解消する

インスタグラムやツイッターなどで妊活用のアカウントを作成し、そこで情報収集や日頃の愚痴を書き込むなどしている方もいると思います。確かにわたしも含めて、医療関係者が不妊治療に関する情報を発信している場合もあり、新たな発見につながることもあるかもしれません。

しかしネットの情報は玉石混淆(ぎょくせきこんこう)。どれほど信ぴょう性があるものか、判断に困るようなものも多いのが事実です。

それも病院や薬局薬店、整体院や鍼灸院など実際の施設を持つものならある程度の信頼も担保できますが、ネットや通信販売のみで妊活サプリを販売しているようなら、どこか怪しさがつきまといます。

他にもSNSにまつわる問題はあります。まずスマホやタブレットでSNSをじっくり見るのは、どうしても夜、ベッドの上でというパターンが多くなるということです。

これは睡眠時間を短くする要因になりますし、ブルーライトを浴びることで睡眠の質も低下してしまいます。また、もっともいけないのが見知らぬ他人と自分の現状を比較してしまい、つい落ち込む原因をつくってしまうことです。

そんなことにならないように、病院のドクターや、わたしのように不妊症専門でアドバイスを行っているプロフェッショナルを信頼すると決めたのなら、**一度SNSから距離を取ってみること**をお勧めします。

人と比較して焦ってみても、何も良いことはありません。他の人が妊娠したからといって、あなたの妊娠が遠ざかるわけでもありません。ですがSNSを見ていると、どうしてもそういう気持ちが湧いてきてしまうものです。

当店のお客さまも、

「インスタを見ている時間を、ジムに通う時間に変えました」

「なかなか結果につながらないときも、先生の言葉だけ信じるようにしていました」

など、SNSと上手に距離を置くことによって、余計な焦りやストレスから解放されたという方が多いようです。

SNSを見ていて、ニコニコしている時間が長いのか？　それとも、つい顔をしかめている時間が長いのか？　それによって、これからもあなたがSNSを続けるかどうかを判断してみてください。

妊娠のタイムリミットを夫が理解している

↓

うまくいかないことで心配をかけたくない人には、夫から軽く伝えてもらえる

夫婦で妊活や不妊治療に取り組んでいるからといって、同じくらい妊娠のことを理解しているかといえば、ほとんどの場合そうではありません。

妊娠・出産には厳格なタイムリミットがある……そのことを女性ですらあまり認識していない人がいるのですから、男性ならなおさらと言えます。

そしてその無理解ゆえに、「妊娠できたらで、いいんじゃない？」「今はそれほど気が乗らないから」などという曖昧で優柔不断な態度が出てきてしまいます。

しかし現実的に悠長なことを言っていられないケースもあるでしょうし、年齢的に焦らなくてもよい場合でも、パートナーのそのような態度に腹が立つこともあるでしょう。


また意外と大きな心理的負担になるのが、あなたのご両親ということもあるかもしれませんね。ご両親はあなたのことを生んでいるので、プロセスはどうあれ最終的には不妊症ではなかったわけです。女性は結婚して子どもを持つのが当たり前、などとする時代背景もあったかもしれません。

そのため、あなたの子ども、つまり自分の孫を無邪気に楽しみにするあまり、つい口出ししてきたり、せっついてきたりするもの。あなたもその期待がわかるからこそ、辛い気持ちになることもあるでしょう。

こんなときこそ、**まずはパートナーに妊娠・出産のタイムリミットをしっかりと理解し**

てもらいましょう。あなたの切実な思いと、妊娠の実際がパートナーの心に届いたとき、「今、妊娠していないのは自分の責任でもある」という自覚が芽生えます。

そうすればうまくいかない現状で、ありのままの心情を伝えにくかったあなたのご両親にも、パートナーがそれとなく伝えてくれるようになるはずです。

「うまくいかないことで母に心配をかけたくなかったのですが、夫から軽く伝えてもらいました」

ちょっとしたことのようでも、負担は心に大きくのしかかってきます。こちらの方は、そうした壁を夫婦二人三脚で乗り越えることによって「妊娠してからも穏やかな気持ちで過ごせていて、とても幸せです。出産が楽しみです！」と、とても喜ばれていました。

夫婦二人で生きていこうとする

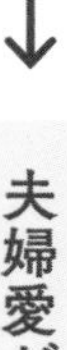

夫婦愛が高まる

何度も繰り返していますが、命のことに絶対はないのだ、ということを強く確信した出来事があります。

こちらのカップルは自然妊娠のみをご希望で、それに向けて当店で身体づくりをされていました。ところが生理痛が重くなってきたので、病院での検査をお勧めしたのです。

受診の結果から大きな子宮筋腫があることが判明、すぐに手術が決まりました。それと同時に卵巣機能も検査したところ、既に卵巣が機能していない、つまり閉経状態にあると伝えられたそうです。こうなると、もう自然妊娠することはないでしょう。

しかし退院後にご来店されたとき、「妊活をするなかで食事の大切さにも気づけましたし、体調が良くなった実感もあります。これからは夫婦二人で生きていくためにも健康が大切なので、引き続きお世話になります」というようにおっしゃられたのです。

わたしは自分のいたらなさや不甲斐なさという気持ちを感じながらも、全力で、このご夫婦の健康を応援しようと決意しました。

それから約半年後、なんと自然妊娠がわかったのです。わたしが感動したのは、宣言通りきちんと身体づくりを継続されたこと、そして妊娠する可能性がないにも関わらず、スキンシップとしてのセックスをしていたことです。セックスが単に子孫繁栄のための行為なら、このカップルはセックスをする必要がありませんでした。

「わたしの妊娠がわかったとき、家族のように喜んでもらえたことが嬉しかったです」

そのように言っていただきました。

最愛のパートナーだからこそ、二人の子どもを望むものだと思います。けれど、「子どもがいたら幸せ」そして、「**子どもがいなくても幸せ**」……**ご夫婦でそのような心境にいたったとき、奇跡が起こるものなのかもしれません。**

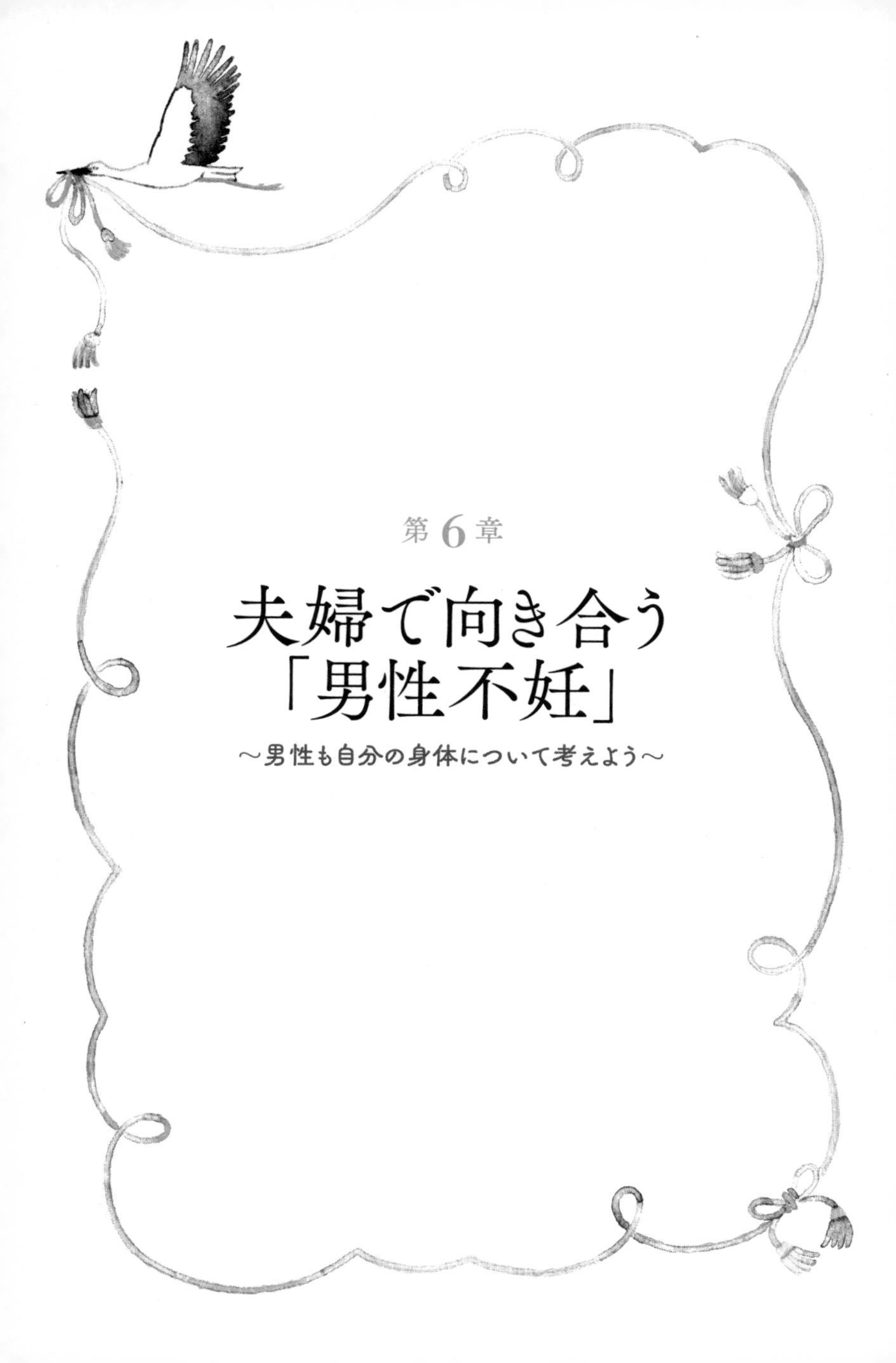

第6章

夫婦で向き合う「男性不妊」

～男性も自分の身体について考えよう～

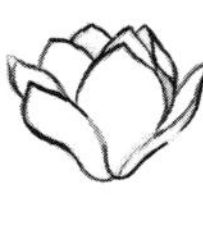
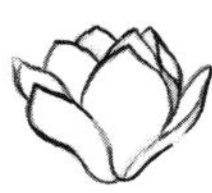

男性不妊の3つの大きな原因

男性は、射精という目に見えてわかりやすい生理現象がありますので、「**射精できる＝女性を妊娠させられる**」**と勘違いをしてしまう方が非常に多い**ことが問題です。

もっとも、男性の精子は生涯をかけてつくられ続けますし、「高齢の芸能人が、若い女性と結婚して子どもができた」などという話を耳にすると、自分も同じように考えてしまうのも、ある意味では仕方ないのかもしれません。

しかし、射精された精子の質となると、それはまた別の問題です。まるで女性の「生理がある＝妊娠できる」と同じような勘違いです。


さて、具体的に男性不妊の原因としては大きく分けて3つあり、

・**精路通過障害**（**精子が出られない**）

・**性機能障害**（セックスができない）
・**造精機能障害**（精子をつくれない）

が挙げられます。

「**出られない・できない・つくれない**」と覚えておくといいでしょう。このうち男性不妊原因の、「出られない・できない」が合わせて約20％、「つくれない」が約80％を占めるとされています。

それぞれの解決法ですが、精子が「出られない」ケースでは、精路再建術を行う、または精巣から直接精子を取り出して顕微授精を行うなどします。

「出られない」ことが不妊の原因となっている場合は、家庭で取れる選択肢は極めて限られますし、その効果も限定的なものになってきます。

まずは病院で受診をして、精路通過障害と診断されたら、解決法を医師と相談のうえ決めるようにするといいでしょう。

次にセックスが「できない」ケースです。これはさらにセックスを「したい」のか、「しなくてもいい」のかで対応が変わってきます。妊娠へのアプローチ法としてセックスを取り入れるかどうかで、生殖補助医療を利用するか否かを判断しなければいけません。

セックスによる妊娠を望む場合は、カウンセリングや薬物療法などによってED（勃起不全）からの回復や、セックスができない原因を取り除きます。

それでも性機能障害が改善されない、またはセックスによる妊娠を望まない場合は、人工授精・体外受精・顕微授精などの生殖補助医療を利用することになります。

最後に男性不妊原因として最大の約80%を占める「つくれない」ケースです。これは同じ造精機能障害でも、精子数をたくさんつくれない、精子数はあるけれど元気な精子をつくれない、など内容は多岐にわたります。

そしてその原因も解決法も不明なものが多く、この造精機能障害にこそ東洋医学的アプローチが真価を発揮するのです。

この章では、年々増加しているとも言われる男性不妊について解説していきます。受精卵は精子と卵子の合作です。たとえ100点満点の卵子が排卵されたとしても、極端な話、

0点の精子と合体してしまっては50点の受精卵になってしまい、これでは妊娠・出産は望めません。あなたの努力を無駄にしないため、また活かすために、パートナーにもがんばってもらう必要があります。

わたし自身が男性ということもあり、同性に理解してもらいやすくアドバイスする力には自信を持っています。ぜひパートナーと一緒にじっくり読んで、理解を深めてくださいね。それでは早速、精子力をアップさせていきましょう！

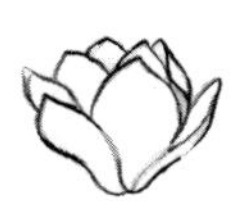

男性が寝不足でも寝すぎても、妊娠しにくい

日本人は、諸外国に比べて睡眠時間が短いと言われています。北米で行われた睡眠時間と妊娠に関する研究では、女性が8時間の睡眠を取ったときを標準とした場合、6時間半未満の睡眠では妊孕性（にんようせい）（妊娠しやすさ）の低下が認められたとしています。

その詳しい原因は明らかではありませんが、「**女性が寝不足になると妊娠しにくくなる**」というのはなんとなくイメージしやすいかと思います。

ところが同じく北米で行われた研究によると、男性が8時間の睡眠を取ったときを標準とした場合、睡眠時間が6時間未満の睡眠では、わずか0・62倍しかパートナーが妊娠しませんでした。

男性の睡眠不足によって、パートナーの妊娠率がおよそ40％も低下したということです。かなりショッキングな結果ではないでしょうか。

その理由は、多忙によるストレスや過労などさまざまなものが推察されます。またこの研究によると、男性が9時間以上の睡眠を取った場合でも妊娠率の低下が見られましたが、睡眠不足のほうがより明確に妊娠率を落としたという結果になっています。

昔から健康の基本は「早寝早起き」と言いますが、妊活においても早寝早起きを意識して、夫婦そろって7〜8時間の睡眠が取れるようにしたいものです。

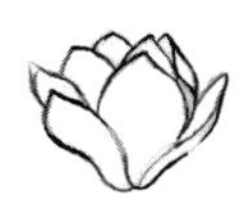

ベッドでのスマホゲームで、夫婦関係が悪化する

近年ご相談を受けていて、本当に増えてきたな……と思うのが、このスマホゲームです。「既に日課だ」「これが趣味だ」という男性も多いのではないでしょうか。

もちろんゲーム自体がいけないのではありません。「**夜、ベッドに入ってまでやり続ける、その習慣が良くない**」のです。それは睡眠時間を削ることにもつながりますし、夜のブルーライトも良くなかったですよね。そして何より、パートナーがスマホゲームに夢中では、ムードも何もあったものではありません。

せっかく女性が勇気を出して誘っても、「もうちょっと……」「ここまで進めてから……」などと言われたのでは、怒りを通り越して悲しくなってしまうのも理解できます。

あまり女性に恥をかかせてはいけません。

また近い将来、お子さんがベッドの中でスマホゲームをしていたらどう思うでしょうか？　そうした教育的な意味も込めて、夜のスマホゲームはほどほどに。ベッドは愛を育む場所、そして寝るところと観念してください。

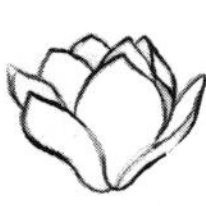

タバコはNG！　お酒もほどほどにする

タバコほど「百害あって一利なし」という物はありません。まさかタバコが健康にいいと考えている人はいないと思いますが、「自分の身体なんだから好きにさせてくれ」という意識でいる人は多いですね。

しかし、**タバコを吸うことによって精子の数が減り、質も低下することによって妊娠率に悪影響を及ぼすことは確かです。**

仮に体外受精・顕微授精ともなってくると、数十万円という多大な費用がかかり、それがタバコを吸いながら不妊治療を受けると300万円も損をすると言われていますし、通院のための時間も捻出しなければいけません。職場に伝える必要もあるでしょうし、病院での待ち時間も短くはありません。

これらのストレスは決して軽いものではなく、不妊治療を継続することが妊娠力を落としてしまう要因にさえなり得ます。不妊治療をする回数はできるだけ少なくしたいわけですから、妊娠する確率を少しでも上げたいという思いは皆さん共通しています。

ですが、何よりも確実に妊娠率を下げてしまう行為、つまり「喫煙」を放っておいて、不妊治療を進めていく病院は珍しくありません。

喫煙は、妊娠の確率を5分の1にも、10分の1にもするとまで言われています。本来であれば、禁煙をしてから不妊治療に入っていくべきでしょう。

また病院でも喫煙が不妊を招くという事実をしっかりと説明し、患者さんに納得してもらうための努力をするべきです。

しかし病院では、その説明のために割く時間が足りないことは否めません。ですから患者さん本人が気づき、禁煙をするしかないのです。

ところが、
「タバコを吸っていても、自分はちゃんと射精ができるので大丈夫」
と安心している男性を今までたくさん見てきました。
男性は射精という行為を通して精液が出てくるのでとてもわかりやすいのですが、**射精ができることと、受精できることはまったく違います。**

精液のほとんどの部分は、精漿と呼ばれる液体部分になっています。そして**男性不妊の原因で一番多いのが、「造精機能障害」と呼ばれる、精子をたくさんつくれない状態です。**

つまり、射精をして出てきた精液に元気な精子がいないかもしれませんし、数が少ないケースや、そもそも精子がまったくいないということさえあるのです。

こうした「無精子症」という状態にある人も射精することは可能なので、精液が出てくるから大丈夫！　では決してありません。

喫煙は、不妊治療に多くのお金がかかるという問題だけではありません。赤ちゃんに健康な身体をプレゼントするためにも禁煙はマストです！

喫煙は、決して「自分の身体」だけの問題ではありません。少々キツイ言い方になったかもしれませんが、男性自身の健康は家族の、そして社会の宝物なのだという意識を持っておいてほしいですね。
なかなかやめられない喫煙については、禁煙外来を利用する、周囲にやめると宣言する、食後などの絶対にやめられないタイミングの分の本数のみを持ち歩く、……などから禁煙の一歩を踏み出しましょう。

次に、お酒についてですが、アルコール代謝のスピードには個人差もあるので適量を決めるのは難しいものです。ただお酒が好きな二人であるならムードづくり、雰囲気を盛り上げるなど飲酒の効用があることは確かでしょう。
酔っぱらいすぎてセックスができない、二日酔いになってしまう、などは問題ですが、休肝日を設けながら適量の飲酒を楽しむことは妊活にも好影響を及ぼすでしょう。

喫煙や過度の飲酒で、精子に目に見えない部分での損傷が起こることを知ると、改善のための行動に移す男性も少なくありません。パートナーと一緒に本書を読んでいただき、精子の本質は検査ではわからないということを知っておいてください。

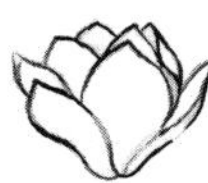

妊活中だけは「ゴルフ&サウナ」は避ける

腰を「ねじる・ひねる」という運動が入るので、妊娠中の女性がゴルフをするのは避けたほうが賢明です。

ではどうして男性に避けましょうと言っているのかというと、ゴルフが妊娠率を低下させるという研究はありません。しかし、ゴルフに行った際、お風呂やサウナを利用するという人が多いからです。

精子は熱を嫌います。そのため、長風呂やサウナは、男性の精子力を落とすことに直結します。わたしはゴルフをしませんが、仲間でゴルフに行くというのはコミュニケーションという一面もあると思います。プレーだけしてお風呂やサウナには入らない、というのは難しいのではないでしょうか。

くわえて、よくゴルフは「一日仕事」だと言いますね。早朝に家を出て、夕方に帰宅、身も心もスッキリして心地よくベッドに横たわる……とても有意義な休日だと思います。もちろんそんな日があってもいいのですが、妊活中はパートナーと過ごす時間を少しでも増やしてほしいと思います。

子どもがいない、夫婦二人きりの生活が楽しめるのは、今だけしかないのです。二人のときにあそこに行った、あれを食べた、あの映画を観た……そうした思い出は、忙しい育児期間中のあなた達を励まし、人生を彩る一生の宝物になります。

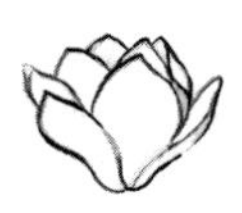

フルマラソンで男性不妊になるかもしれない

ランニング・ジョギングが趣味や日課という男性も多いでしょう。健康のためにも運動は大切ですし、運動でテストステロン（男性ホルモン）が増えることも事実ですから、ランニング・ジョギングを否定することはないのでは？　と思われるかもしれませんね。

しかしそれには「**適度な運動**」という前提がつきます。実際にフルマラソンを走った直後には、テストステロンが急激に下がることがわかっています。

さらに問題なのが、下がったテストステロンの分泌量が元のレベルに戻るまでの時間です。その時間は想像を超えるもので、およそ2～3か月かかると言われています。

つまりランニング・ジョギングを日々のトレーニングとして、毎月どこかのマラソン大会にエントリーした場合、テストステロンレベルは常に低下状態に置かれてしまうということです。これはもちろん妊活にも悪影響です。

ひと月の走行距離が２００㎞を超えると、ケガの発生率が急激に高まることが知られています。ランニング・ジョギングが趣味の方は、適度な距離と負荷を意識する、フルマラソンのエントリーは3か月空けるなどの工夫が必要です。

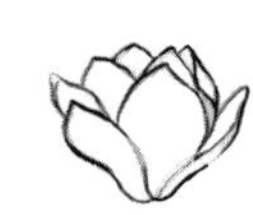

プロテインの大量摂取は妊活にマイナスになる

妊活をしているかどうかに関わらず、男性でプロテインを摂取している人は珍しくありません。多くの男性は筋骨隆々に憧れますから、「筋肉＝プロテイン」というイメージで摂取しているのだと思います。

プロテインとはタンパク質のことで、タンパク質は筋肉を始めとして身体をつくる大切な材料ですから、必要なものであることは間違いありません。

ですが市販のプロテイン飲料やサプリなどには味付けとして糖類を使用しているものも多いので、カロリーオーバーが懸念されます。普段の食事を振り返ることなくプロテインをプラスするだけでは、**カロリーの摂りすぎになるケースも多い**でしょう。

次にタンパク質という身体の材料を摂取したとしても、その材料を自分の身体に活かすためには、ビタミン・ミネラルなどの微量栄養素が必要になります。これら身体を整えるものである微量栄養素が不足していては、いくらタンパク質が体内に入ってきても無駄どころか、**腸内環境の悪化などデメリットが際立つケースも考えられます。**

まずは日々の食習慣を見直すことから始めましょう。精子力を低下させてしまうような飲食物を避けることから始め、そのうえで食事から各種栄養素をバランスよく摂取できるように心がける。最後に、必要であればプロテインなり、ビタミン・ミネラルなりを足していく。その順番が大切です。

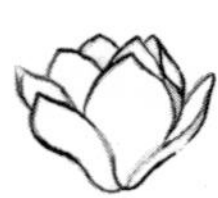

「妻にだけED」や「排卵日ED」は悪くない

男性が勃起するためには、副交感神経優位のリラックス状態が必要です。一方で、射精のときには交感神経優位の興奮や緊張状態である必要があります。

男性ならこの説明を読んだだけで「萎える」という気持ちになってしまうのではないでしょうか。このように勃起から射精までの一連の流れは、非常に微妙なバランスのうえに成り立っているのです。


近年、ご相談を受けるなかで、マスターベーションはできるが妻とセックスができない「**妻にだけED**」**が増えている**と感じます。女性からすれば「自分にだけ魅力を感じないなんて」と思うでしょうが、これは性的魅力とは関係がありません。

むしろ**男性は「大切に思う妻と、しっかりセックスしなければと思う」からこそ緊張してしまい、EDになってしまう**のです。

同じことが「排卵日（タイミング）ED」にも言えます。重要な排卵日近辺だからこそ、妻に強く言われるからこそ、緊張を招いてしまい、EDを起こしてしまう。まるでオー・ヘンリーの『賢者の贈り物』のような話です。

この理屈を夫婦で納得して、「**妻にだけED**」や「**排卵日ED**」**は愛があればこそ起こることで、悪いことではないと割り切ってしまいましょう。**

そこにはもちろん、**女性側の理解も必要**です。そのうえで目的である妊娠を果たすために、人工授精など生殖補助医療の利用を考えるのです。

肩の荷が下りた男性はリラックスできるようになり、妊娠しやすい期間にセックスできるかどうかは別として、EDを起こしにくくなるでしょう。

前に書きましたように、たくさんセックスをすることは不妊治療の成績を改善することにつながりますので、こうした方法や順序を選択するのもひとつのやり方です。

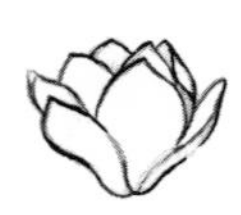

精子だって老化する

生涯かけてつくられ続けるからといって、精子が老化しないわけではありません。一説によると精子の老化が始まるのは35歳。個人差を考慮し、幅を持たせても35～40歳辺りから老化は顕著になるようです。

もちろんこの年齢より若くてもタバコやサウナ、激しいスポーツ（ランニングなど）の習慣を持つ人は注意が必要です。さらに「揚げ物・炒め物」は酸化（サビ）を招きますし、「甘い飲食物・過度な飲酒」は糖化（コゲ）を助長するので要注意！


そして問題をややこしくさせているのが、「老化した精子でも受精してしまう」ということです。受精「してしまう」とはヒドイ言い方のようですが、老化した精子で受精した受精卵は細胞分裂がうまくいかず、いわゆる質の低い受精卵になってしまうのです。これでは妊娠・出産は望めません。

しかし、精子の老化を見た目で判断することは極めて難しく、男性としても自覚症状がありません。不妊治療で顕微授精までステップアップしても、本当に若くて元気な精子を選べるかというと、未知数の部分が大きいのです。

であればこそ、普段から精子を老化させない、傷つけないような生活が推奨されます。男性は自分の日々の生活が妊娠に直結していることを胸に刻み、夫婦で足並みを揃えて妊活に取り組んでほしいと思います。

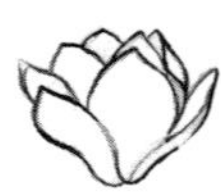

受精卵ができても精子が正常だとは限らない

前述したように、老化した精子が卵子と出会わず受精卵にならなければ問題はないのですが、そうはいかないのが現実です。受精卵が凍結できた、あるいは妊娠反応が陽性だったからといって、それが健全な受精卵だったとは断言できないわけです。

実際に流産の大半は妊娠初期に起こり、そのほとんどが受精卵側の原因だとされています。そしてこれを医学的に予防する術はありません。

不妊や流産の原因が検査で判明し、治療法もあるようなら、それはある意味で望ましいことです。そこには取り得る選択肢も希望もあるからです。

でもそうではない場合、つまり医学的に原因不明の場合は、漫然と同じ治療を繰り返すのではなく、一度自分たちの身体と生活習慣を振り返ってみてください。

たとえば、タバコは吸っていませんか？　同僚との飲み会が多くありませんか？　いつも夜更かしではありませんか？　肩こり・ものもらい・口内炎などが普通になっていませんか？

精子は男性の映し鏡です。男性の身体が不調なのに、精子が元気ということはあり得ません。まずは男性自身が元気を取り戻すことから始めてください。

「排卵日に合わせたセックス」じゃなくてもいい

女性から伝えられた排卵日を意識しすぎるあまり、緊張やストレスから「排卵日（タイミング）ＥＤ」を起こしてしまう男性は珍しくありません。

もちろん男性も好んでそういう状態になっているわけではなく、パートナーにも申し訳なく思っているので、理由をつけようとします。それが、「今日は疲れてるから……」「飲み会で遅くなる……」というアレです。

男性なりの気づかいなのですが、女性はつい「本当は子どもが欲しくないんじゃないの？」「今日に限ってどういうこと？」と不信感や不満を覚えてしまうものです。

ここは**排卵日をいったん忘れてしまいましょう**。まず気負わず、リラックスした状態でセックスすることを目的にするのです。

また、「妊娠するはずじゃなかったのに妊娠した」という話は、あなたも聞いたことがあると思います。

排卵日はある程度の予測ができるものですが、決して特定はできず、毎月一定のリズムと決まっているわけでもありません。

セックスしなければ妊娠もしませんが、セックスさえできれば排卵日付近でなくても妊娠する可能性はあるのです。妊娠だけを見つめるのではなく、夫婦仲睦まじい時間を過ごすことも忘れないようにしたいものです。

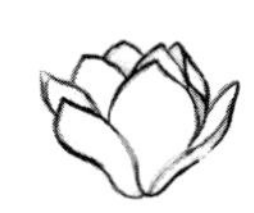

妊娠にはタイムリミットがあることを理解する

いつかなくなってしまう卵子と違って、精子は老化するとはいえ、生涯かけてつくり続けます。そのため妊娠のタイムリミットに対する危機感は、男女で雲泥の差があるものです。

この妊娠のタイムリミットは個人差もありますし、予測することができません。しかし「**女性は、どこかで妊娠できなくなる年齢に達することは疑いようのない事実**」です。

酷な話のようですが、ここをハッキリと認識しておかなければいけません。なぜなら、妊活や不妊治療の話題はデリケートな問題ですから、夫婦間でもあまり話題にしたくないこともあると思います。つまり、「いつか、いつか」と、つい先延ばしにしてしまうことにつながるからです。

妊娠のタイムリミットは男性の決断を待ってはくれません。目に見えないだけで、時計の針は既にカウントダウンを始めています。

こうした厳格な事実を男性に知ってもらうために、本書や病院を利用するようにしてください。あなたが「早く、早く」とせっつくのは得策とは言えません。

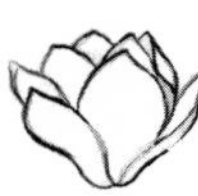

遺伝子が劣化した精子は二度と正常に戻らない

人間の体は数えきれないほどの細胞から成り立っています。そして一般的な細胞はDNA（遺伝子）が傷ついても、自身が持っているDNA修復酵素によって立ち直ります。しかし一部の特殊な細胞はDNA修復機能を持たないため、一度傷ついたDNAは修復されることがありません。その特殊な細胞が「精子」です。

ＤＮＡが傷つけられた（劣化した）精子が受精したときの影響はハッキリしませんが、流産や赤ちゃんが生まれてからのリスクにつながっている可能性があります。

顕微授精は受精させる精子を目視で選ぶのでこの問題を回避できそうですが、日本産科婦人科学会が２００９年にコメントしたように、**「精子数や運動率は必ずしも精子の質を直接反映するものではない」**のです。

つまり、精子の外見でＤＮＡが損傷しているかどうか見分けるのは極めて困難、ほぼ不可能と言っていいでしょう。

こうした問題をできるだけ回避するために、何より精子のＤＮＡを傷つけないような生活が望まれます。**ＤＮＡを傷つけるのは活性酸素でしたね。「抗酸化生活」をしっかり実践してください。**

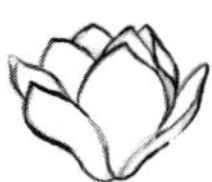

空腹に不妊なし！まずはメタボを解消する

男性も女性も妊娠しやすいＢＭＩ（ボディ・マス・インデックス：体重を身長で2回割るもの）があります。いずれもおよそ20から25の間と言われることが多いようですね。つまり**男女共に痩せすぎも太りすぎも、妊娠を遠ざける要因になる**ということです。

特に男性の肥満は、睾丸の温度を上昇させて酸化ストレスレベルを悪化させますし、ＥＤの発生率も上昇させます。また精子数が減少して運動率も低下する傾向にあります。メタボの精子は運動が苦手なようです。

これから赤ちゃんを授かるわけですし、育児は体力勝負です。もし肥満気味のようでしたら、今から適正体重を保つようにしてください。将来的な生活習慣病予防にもつながります。また空腹感は、精子のエネルギー源でもあるミトコンドリアを活性化させるのに役立ちます。あまり食べる物がないような国・地域でも、しっかり子どもが生まれているのはこうした背景も関係しているのでしょう。

空腹に不妊なし。思い当たるフシがあるようでしたら、体型も精子もスリム化を始めましょう。

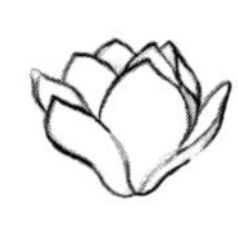

女性は、命と引き換えにしても愛した男性との子どもが欲しい

今も昔も出産は命がけです。現代日本に生きていると、「妊娠すれば出産するのが当たり前」「産後も元気で当たり前」のような風潮があります。

しかし、２０１８年の日本において、年間31人の女性が妊娠・出産で命を落としています。かなり衝撃的な人数ではないでしょうか。

このような数字が男性には身近に感じられなかったとしても、お産は命がけであることを女性は肌感覚として持っています。

そのことを踏まえたうえで、**女性が赤ちゃんを欲しがることの意味を、もう一度考えてほしいのです。**

「自分の命と引き換えにしても、何があろうとも、愛した男性との子どもが欲しい」

「赤ちゃんが欲しい」という女性の言葉の奥には、こうした思いと意識が詰まっています。

女性が赤ちゃんを欲するのは、年齢的な焦りからではなく、わがままでもなく、もちろん思いつきなどでもありません。

女性の命、そして男性への愛そのものが宿った言葉、それが「赤ちゃんが欲しい」なのです。

あとがき

本書を通して、不妊治療は病院にしかできないけれど、妊娠力を高める「妊活」は、あなた達ご夫婦にしかできないことがご理解いただけたと思います。そしてその妊活法は既にお伝えした通りです。

もちろんいきなりすべては始められないでしょうし、不安になることもあると思います。そんなときは繰り返し本書のページをめくり、基本を見つめ直すようにしてください。必ず新たな気づきがあるはずです。

そして人類誕生以来、あなたまで決して途切れることのなかった「命のリレー」に思いを馳せてください。

わたしは知っています。あなたには、次の走者に「命のバトン」を繋ぐ力があることを。

だから、あなたの妊活は必ずうまくいきます。大丈夫！

この本を手に取ってくださったあなたに感謝を捧げるとともに、あなたのご懐妊とご出産を心からお祈りしております。

最後になりましたが、企画段階からわたしを励まし続けてくださった芝蘭友先生、遠藤励起さんには本当にお世話になりました。お二方がいなければ、本書が世に出ることはなかったと断言できます。ありがとうございました。

そして本書を出版してくださったＷＡＶＥ出版の皆さまにもお礼を言わせてください。本当にありがとうございました。

一番身近な祖先である父、今は亡き母に。わたしを生み落としてくれてありがとう。感謝しています。

また、人の温もりを教えてくれた祖父と、心の強さを教えてくれた祖母に。二人にはまだしばらく会えないけど、必ずまた再会しようね。大好きです。

最愛の妻、娘、息子に。君たちがわたしの力の源泉です。いつも応援してくれて、味方でいてくれてありがとう。これからもよろしく。

服部雄志

服部 雄志 （はっとり ゆうじ）

薬を売らない「薬屋ふくべ」店主／国際中医師

1978年岡山市生まれ。約半世紀にわたり、高血圧、糖尿病、がん、不眠など幅広くサポートしてきた「薬屋ふくべ」の二代目。幼少期の闘病生活、いじめ経験などから、薬では治らない病気があることを身をもって知る。

また実践的な座学と妊活定食で人気の「妊活食堂®」では、参加者数延べ91組中74組が妊娠し、妊娠率は80％を超え、その様子は地元のテレビで放映された。

「病院で早発閉経と言われたのに2か月目に生理がきました」「3か月後に着床しました」「妊娠糖尿病を克服しました」など喜びの声が多数届き、独自の「妊娠力を開花させるANGELメソッド」に注目が集まっている。

顧客は口コミで拡がり、アジアやヨーロッパにも及び、東証一部上場企業を含め約1400社の福利厚生として健康相談の指定先となっている。

現在、講演会やメディアに多数出演し「命のリレー・ナビゲーター」として、日々相談者の人生に寄り添っている。


「薬屋ふくべ」HP http://www.fukube.info/

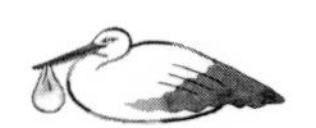

薬を売らない漢方薬屋店主が教える

母になるために大切にしたい妊活の習慣

2021年5月5日　第1版　第1刷発行

著　者　服部雄志

発行所　WAVE出版
〒102-0074　東京都千代田区九段南3-9-12
TEL 03-3261-3713　FAX 03-3261-3823
振替 00100-7-366376
E-mail: info@wave-publishers.co.jp
https://www.wave-publishers.co.jp

印刷・製本　萩原印刷

NDC495　207p　19cm　ISBN978-4-86621-350-7